Heike Dally

Anforderungen an das Design klinischer Studien in der Onkologie nach Einführung der frühen Nutzenbewertung

SCHRIFTENREIHE MASTERSTUDIENGANG CONSUMER HEALTH CARE

herausgegeben von Prof. Dr. Marion Schaefer

ISSN 1869-6627

12 *Kerstin Bendig*
Risikomanagement in der Arzneimittelsicherheit
Ansätze zur Effektivitätsbewertung von Risikominimierungsmaßnahmen in den USA und Europa im Vergleich
ISBN 978-3-8382-0438-3

13 *Dirk Klintworth*
Reporting Guidelines und ihre Bedeutung für die Präventions- und Gesundheitsförderungsforschung
ISBN 978-3-8382-0448-2

14 *Judith Weigel*
Schwangerschaft bei Frauen mit und ohne Autoimmunerkrankungen
Ein Vergleich hinsichtlich der mütterlichen Charakteristika und des Ausgangs der Schwangerschaft
ISBN 978-3-8382-0468-0

15 *Christopher Funk*
Mobile Softwareanwendungen (Apps) im Gesundheitsbereich
Entwicklung, Marktbetrachtung und Endverbrauchermeinung
ISBN 978-3-8382-0493-2

16 *Carmen Flecks*
Auf der Suche nach Psychotherapie
Bedarfsplanung für die Psychotherapie unter besonderer Berücksichtigung des Versorgungsstrukturgesetzes 2012 (GKV-VStG)
ISBN 978-3-8382-0498-7

17 *Beate Kern*
Arzneimittel für seltene Erkrankungen:
Evidenzlevel der Wirksamkeitsstudien, Frühe Nutzenbewertung und Preisentwicklung in Deutschland
ISBN 978-3-8382-0762-9

18 *Heike Dally*
Anforderungen an das Design klinischer Studien in der Onkologie nach Einführung der frühen Nutzenbewertung
ISBN 978-3-8382-0933-3

Heike Dally

ANFORDERUNGEN AN DAS DESIGN KLINISCHER STUDIEN IN DER ONKOLOGIE NACH EINFÜHRUNG DER FRÜHEN NUTZENBEWERTUNG

ibidem-Verlag
Stuttgart

Bibliografische Information der Deutschen Nationalbibliothek
Die Deutsche Nationalbibliothek verzeichnet diese Publikation in der Deutschen Nationalbibliografie; detaillierte bibliografische Daten sind im Internet über http://dnb.d-nb.de abrufbar.

Bibliographic information published by the Deutsche Nationalbibliothek
Die Deutsche Nationalbibliothek lists this publication in the Deutsche Nationalbibliografie; detailed bibliographic data are available in the Internet at http://dnb.d-nb.de.

∞

Gedruckt auf alterungsbeständigem, säurefreien Papier
Printed on acid-free paper

ISBN-13: 978-3-8382-0933-3

Printed in Germany

Inhaltsverzeichnis

Abkürzungsverzeichnis

ADO	Arbeitsgemeinschaft Dermatologische Onkologie
AkdÄ	Arzneimittelkommission der deutschen Ärzteschaft
ALCHEMIST	Adjuvant Lung Cancer Enrichment Marker Identification and Sequencing Trial
ALK	Analplastische Lymphomkinase
AMNOG	Arzneimittelmarktneuordnungsgesetz
AM NutzenV	Arzneimittel-Nutzenbewertungsverordnung
BRAF	„Rat Fibrosarcoma" Proteinkinase der Isoform B
CI	Konfidenzintervall
CR	Komplette Remission (complete remission)
CTCAE	Common Terminology Criteria for Adverse Events
DCR	Krankheitskontrollrate (disease control rate)
DFS	Krankheitsfreies Überleben (disease-free survival)
DGHO	Deutsche Gesellschaft für Hämatologie und Onkologie
ECOG	Eastern Cooperative Oncology Group
EFS	Ereignisfreies Überleben (event-free survival)
EGFR	Epidermal Growth Factor Receptor
EMA	Europäische Arzneimittelagentur (European Medicines Agency)
EORTC QLQ-C30	European Organisation for Research and Treatment of Cancer Quality of Life Questionnaire: Fragebogen zur Messung der HR-QoL
EPAR	European Public Assessment Report
EQ-5D	European Quality of Life-5 Dimensions
FDA	Federal Drug Administration – amerikanische Zulassungsbehörde
G-BA	Gemeinsamer Bundesausschuss
GKV	Spitzenverband der Gesetzlichen Krankenversicherung
HR-QoL	Gesundheitsbezogene Lebensqualität (health-reported quality of life)
IQWiG	Institut für Wirtschaftlichkeit und Qualität im Gesundheitswesen
HTA	„Health Technology Assessment"
KOF	Körperoberfläche
NCI	National Cancer Institute
NIH	„National Institute of Health", USA
NSCLC	Nicht-kleinzelliges Bronchialkarzinom (non-small cell lung cancer)
ORR	Objektive Ansprechrate (objective response rate)
OS	Gesamtüberleben (overall survival)
PhRMA	Pharmaceutical Research and Manufacturers of America

PRO	Symptomatik aus Patientensicht (patient-reported outcomes)
PFS	Progressionsfreies Überleben (progression-free survial)
PD	Progression (progressive disease)
PR	Partielle Remission (partial remission)
pU	Pharmazeutischer Unternehmer
QALY	Quality Adjusted Life Year (Qualitätskorrigiertes Lebensjahr)
RCT	Randomized Controlled Trial
RECIST	**R**esponse **E**valuation **C**riteria **I**n **S**olid **T**umors
SD	Stabile Erkrankung (stable disease)
SGB	Sozialgesetzbuch
SmPC	Produktinformation – Zusammenfassung (Summary of Product Characteristics)
SUE	Schwerwiegendes unerwünschtes Ereignis
TTF	Zeit bis zum Therapieversagen (time to treatment failure)
TTP	Zeit bis zur Tumorprogression (time to progression)
UE	Unerwünschtes Ereignis
VFA	Verband Forschender Arzneimittelhersteller
ZVT	Zweckmässige Vergleichstherapie

1 ZUSAMMENFASSUNG

Seit Inkrafttreten des Arzneimittelmarkt-Neuordnungsgesetzes [AMNOG] im Januar 2011 werden neu zugelassene Arzneimittel hinsichtlich ihres Zusatznutzens bewertet. Parallel dazu hat sich in der Onkologie in den letzten Jahren ein deutlicher Trend von der chemotherapeutischen Behandlung für Patienten mit derselben Histologie hin zur zielgerichteten Therapie bei Patienten mit spezifischen molekularen Subgruppen entwickelt. Basis für die Bewertung der Wirksamkeit und Unbedenklichkeit von neuen Medikamenten sowie für deren Zusatznutzen sind die Daten aus den Zulassungsstudien. Der Goldstandard für Studiendesigns sind auch in der Onkologie kontrollierte randomisierte Doppelblindstudien. Obwohl regulatorische- und „Health-Technology-Assessment [HTA]-Behörden die Daten aus den Zulassungsstudien parallel bewerten, haben beide unterschiedliche methodische Ansätze und Ziele. Damit steht die Konzeption von adäquaten Studiendesigns in der Onkologie vor grossen Herausforderungen.

Die vorliegende Arbeit untersucht in einem quantitativen Ansatz das Studiendesign von 18 Zulassungsstudien. Die Daten aus diesen Zulassungsstudien wurden für die Bewertung des Zusatznutzens in 21 Verfahren im Zeitraum Januar 2011 bis einschliesslich Januar 2015 herangezogen. Die wichtigsten Kritikpunkte am Studiendesign wurden qualitativ bei 5 Nutzenbewertungen für Ipilimumab, Vemurafenib und Dabrafenib zur Behandlung des Melanoms herausgearbeitet. Diese Wirkstoffe sind Beispiele für zielgerichtete, stratifizierte Therapien.

Von den 18 Zulassungsstudien wurden 8 als kontrolliert randomisierte Doppelblindstudie durchgeführt. In zwei dieser Studien war ein Therapiewechsel [Cross-Over-Design] möglich. Von den 10 unverblindet durchgeführten Studien hatten 5 Studien ein Cross-Over-Design.

Die primären Studienendpunkte Gesamtüberleben [OS] und progressionsfreies Überleben [PFS] wurden etwa gleich häufig erhoben: OS in 7 Studien, PFS in 6 Studien. Drei Studien hatten co-primäre Studienendpunkte aus OS/PFS. In den 6 Studien, die PFS als alleinigen Studienendpunkt aufwiesen, berücksichtigte der Gemeinsame Bundesausschus [G-BA] diesen Endpunkt nicht für das Gesamturteil der Nutzenbewertung.

Aus 15 Zulassungsstudien liegen Daten zur gesundheitsbezogenen Lebensqualität (HR-QoL) vor; die Daten aus 8 Studien hat der G-BA für die Bewertung des Zusatznutzens berücksichtigt. Bei den 7 Studien, bei denen die Daten zur HR-QoL nicht akzeptiert wurden, war der Hauptgrund die geringe Rücklaufquote von unter 70% sowie die fehlende Validierung der Fragebögen.

Siebzehnmal wurde in den 21 Verfahren in der Gesamtwertung ein Zusatznutzen vergeben, davon achtmal ein „Hinweis gekoppelt mit einem beträchtlichen Zusatznutzen". In 4 Verfahren, also etwa einem Fünftel, konnte kein Zusatznutzen nachgewiesen werden. Dieser Anteil ist vergleichsweise gering im Vergleich zu Verfahren, die nichtonkologische Präparate betreffen. Hier wurde bei mehr als 50% der Verfahren kein Zusatznutzen festgestellt. Die höchste Kategorie „Beleg für einen erheblichen Zusatznutzen" wurde bis zu diesem Zeitpunkt in keinem Nutzenbewertungs-Verfahren vergeben. Einer der Gründe dafür könnte sein, dass die meisten der in den Verfahren berücksichtigten Zulassungsstudien einige Zeit vor Einführung des AMNOG geplant bzw. durchgeführt wurden.

Die qualitative Analyse verdeutlicht, dass der strukturelle Ablauf des gesamten Verfahrens der Nutzenbewertung optimiert werden sollte. Die methodischen Beanstandungen liessen sich durch eine frühzeitige initiale Beratung vor Konzeption der Studien verringern. An dieser Beratung sollten sowohl der pharmazeutische Unternehmer [pU], regulatorische und HTA-Behörden, die entsprechenden medizinischen Fachgesellschaften und ein unabhängiges Institut für Statistik teilnehmen. Die Beratung sollte auch während der Durchführung der Studie bei Bedarf möglich sein.

Zukünftige klinische Studien in der Onkologie sollten tumorzentrierte Endpunkte wie z. B. das progressionsfreie Überleben mit patientenorientierten Endpunkten wie der gesundheitsbezogen Lebensqualität kombinieren. Auch bei dem bisher von den HTA-Behörden wenig in Frage gestellten Endpunkt „Gesamtüberleben" wäre die Kombination mit Daten zur Lebensqualität wünschenswert.

2 EINLEITUNG

Die Entwicklung von Arzneimitteln in der Onkologie, insbesondere von zielgerichteten Therapien[1], hat in den letzten Jahren zu einer deutlichen Zunahme der Zulassungen onkologischer Präparate geführt. Gründe hierfür sind u. a. Fortschritte in der Charakterisierung molekularbiologischer Merkmale des Tumors, die eine individuelle auf die Krebserkrankung des Patienten angepasste Therapie im Vergleich zur herkömmlichen Chemotherapie ermöglichen.

In der Europäischen Wirtschaftsgemeinschaft wurde der Nachweis der therapeutischen Wirksamkeit von neuen Arzneimitteln erstmals im Rahmen der Richtlinie 65/65/EWG vom 26. Januar 1965 gefordert. Eine deutlichere Konkretisierung erfolgte mit der Richtlinie 75/319/EWG von 1975. Im gleichen Zeitraum wurden auch Ergebnisse aus den ersten randomisierten Studien bei Brustkrebs mit adjuvanter Chemotherapie publiziert (De Vita, 2008).

Die Zulassung bzw. Zulassungserweiterung für onkologische Arzneimittel in Europa erfolgt inzwischen entsprechend der EU-Verordnung EG-Nr.726/2004 in einem zentralisierten Verfahren der Europäischen Arzneimittelagentur [EMA]. Im Dezember 2005 veröffentlichte die EMA eine Richtlinie zur Durchführung von interventionellen Studien für onkologische Präparate. Die Richtlinie spricht u. a. Empfehlungen für die Auswahl von klinischen Endpunkten in onkologischen konfirmatorischen Studien aus (EMA Guideline on the Evaluation of Anticancer Medicinal Products in Man, 2006). Sie wurde im Jahr 2008 durch methodische Überlegungen zum progressionsfreien Überleben [PFS] als primärem Endpunkt in Zulassungsstudien ergänzt (EMA Appendix 1 to the guideline on the evaluation of anticancer medicinal products in man). Im Juli 2013 wurde die Richtlinie an aktuelle Entwicklungen in der Onkologie angepasst; so wurde beispielsweise die Rolle von Biomarkern und zielgerichteten Therapien bei der klinischen Entwicklung berücksichtigt (EMA Guideline on the evaluation of anticancer medicinal products in man, 2013).

---

[1] Zielgerichtete Therapien bedeutet im Zusammenhang mit dieser Arbeit die Behandlung von Tumorerkrankungen, die aufgrund von molekularen Signaturen Angriffspunkte für das Medikament darstellen. Dadurch sollen die Effektivität der Therapie erhöht und Nebenwirkungen verringert werden. Charakteristisch für zielgerichtete Medikamente ist, dass für ihre Verschreibung ein Wirksamkeitstest erforderlich ist.

Neben dem Nachweis von Sicherheit, Wirksamkeit und Qualität des Prüfpräparates bei den regulatorischen Behörden ist mit der Einführung des Arzneimittelmarktneuordnungsgesetzes (AMNOG) seit Januar 2011 auch der Zusatznutzen im Vergleich zur zweckmässigen Vergleichstherapie (ZVT) nachzuweisen. Bei der ZVT handelt es sich um eine bereits zugelassene Therapie in der gleichen Indikation, wobei der G-BA festlegt, welche Vergleichstherapie als zweckmässig für den Vergleich erscheint. Der Zusatznutzen wird belegt durch die Verbesserung des Gesundheitszustandes des Patienten, Verkürzung der Krankheitsdauer, Verlängerung des Überlebens, Verringerung von Nebenwirkungen und/oder die Verbesserung der Lebensqualität.

Grundlage für die Zulassung neuer Arzneimittel und die frühe Nutzenbewertung sind die Daten aus den Zulassungsstudien. Mit Einführung der frühen Nutzenbewertung werden diese Daten noch einmal neu bewertet hinsichtlich des Zusatznutzens. Zusammen mit den in der Onkologie häufiger werdenden zielgerichteten Therapien stellt das Verfahren besondere Anforderungen an zukünftige klinische Studiendesigns in der Onkologie.

3 ZIEL UND AUFGABENSTELLUNG

Die Kritikpunkte an Studiendesigns zielgerichteter Tumortherapien und daraus ableitbare Anforderungen durch die frühe Nutzenbewertung sollen durch folgende Fragestellungen beantwortet werden:

Quantitative Analyse:

- Anzahl der Verfahren zur frühen Nutzenbewertung onkologischer Präparate im Zeitraum Januar 2011 bis einschliesslich Januar 2015
- Anzahl der berücksichtigten Zulassungsstudien in den Verfahren
- Auswahl der primären Endpunkte in den ausgewerteten Zulassungsstudien
- Anzahl der Zulassungsstudien, in welchen die gesundheitsbezogenen Lebensqualität erhoben und akzeptiert wurde
- Zeitpunkt der Planung der jeweiligen Zulassungsstudie
- Vergabe des Zusatznutzens im Gesamturteil bei den ausgewerteten Verfahren

Qualitative Analyse:

- Erarbeitung der wichtigsten Diskussions- und Kritikpunkte am Studiendesign bei den Nutzenbewertungen der Therapien des Melanoms: Ipilimumab, Dabrafenib und Vemurafenib

4 MATERIAL UND METHODE

Für die quantitative Analyse wurden Daten aus der Verfahrensdatenbank des Verbands Forschender Arzneimittelhersteller (VFA-Verfahrensdatenbank) als Anhang zur vorliegenden Arbeit zusammengestellt. Diese Daten lieferten die Grundlage für die Abbildungen und Tabellen im Ergebnisteil. Es wurden alle Verfahren in der Onkologie im Zeitraum Januar 2011 bis einschliesslich Januar 2015 erfasst. Präparate zur Behandlung seltener Erkrankungen [Orphan Drugs[2]] wurden ausgeschlossen, da hier Sonderregelungen getroffen wurden. Für Orphan Drugs gilt der Zusatznutzen als belegt, jedoch muss ein Dossier vom pU eingereicht werden, um das Ausmass des Zusatznutzens zu bestimmen.

Die Analyse der Nutzenbewertung beim Melanom erfolgte auf der Basis einer qualitativen Inhaltsanalyse in Anlehnung an Mayring (Mayring Qualitative Inhaltsanalyse). Dazu wurden alle 5 mündlichen Anhörungen durchgesehen und die Hauptkritikpunkte aus den Nutzenbewertungen in Bezug auf das klinische Studiendesign im Ergebnisteil zusammengefasst. Zusätzlich zur mündlichen Anhörung wurden auch weitere Dokumente als Datenquellen herangezogen, wie z. B. die Nutzenbewertung des IQWiG und die Beschlüsse des G-BA, welche auf der Internetseite des Gemeinsamen Bundesausschusses (G-BA) im Untermenü „frühe Nutzenbewertung" zu finden sind (G-BA - frühe Nutzenbewertung). Der Diskussionsteil fasst die Erkenntnisse des Ergebnisteils als Kategorien in einzelnen Unterkapiteln zusammen und interpretiert diese. Vorschläge für Verbesserungen werden im Kapitel „Schlussfolgerungen" dargelegt.

Die Daten der Zulassungsstudien kommen aus der Studiendatenbank des „National Institutes of Health" (Clinical Trials Gov, 2015) und/oder waren unter dem jeweiligen Studiennamen in PubMed zu finden (PubMed). Eine Literaturrecherche zu den Stichworten „progression free survival", „clinical endpoints" und „AMNOG" erfolgte ebenfalls in PubMed.

[2] Per Definition der EMA: nicht mehr als 5/10.000 EU-Bürger sind betroffen (EMA Orphan Drug Designation)

5 Zulassung von Arzneimitteln zur Behandlung von Krebserkrankungen

Die Zulassung onkologischer Präparate nimmt im Vergleich zur Zulassung von Medikamenten in anderen Indikationen, z. B. bei Herz-Kreislauferkrankungen, eine Sondersituation ein. Denn die therapeutischen Ziele sind bei Krebserkrankungen sehr heterogen. Bei verschiedenen Krebserkrankungen, aber auch innerhalb derselben Krebsart sind unter der Therapie je nach Agresssivität des Tumors Überlebenszeiten von wenigen Wochen bis hin zu mehreren Jahren oder sogar Jahrzehnten möglich. Bei geringer Lebenserwartung spielt bereits eine Verlängerung der Lebenszeit um wenige Monate eine bedeutende Rolle. Auch die Symptomatik kann je nach Tumorart und Stadium der Erkrankung sehr unterschiedlich sein. Gerade bei Krebserkrankungen, die mit einer geringen Lebenserwartung verbunden sind, können zugelassene Präparate die Begleitsymptome des Tumors wie z. B. Schmerzen lindern, selbst wenn sie nicht zu einem verlängerten Überleben führen, aber die Lebensqualität aus Patientensicht erhöhen. Dieser therapeutische Erfolg kann jedoch dennoch mit weiteren Nebenwirkungen verbunden sein (Ricevuto, 2010). Eine besondere Herausforderung für zukünfige Studiendesigns in der Onkologie stellen auch die sich aufgrund von speziellen tumorgenetischen Eigenschaften in immer kleinere Teilpopulationen aufteilenden Patientengruppen dar, für die es zunehmend schwerer wird, statistisch ausreichende Patientenzahlen in einem bestimmten Zeitraum zu finden.

Die kontrollierte randomisierte Doppelblindstudie wird bis heute als Goldstandard in der Onkologie angesehen. Im Studiendesign sollte das Studienziel eindeutig definiert und die Fallzahlgrösse statistisch abgesichert sein. Zu den Qualitätsstandards gehört die Festlegung des primären Zielkriteriums, da in vergleichenden Therapiestudien immer nur eine Fragestellung konfirmatorisch geprüft werden kann. Die Ergebnisse aus sekundären Zielkriterien und Subgruppenanalysen können aus statistischer Sicht gegebenenfalls Hinweise für Fragestellungen in weiteren Studien geben.

Die Wirksamkeit von Prüfsubstanzen wird in der Regel in sogenannten Überlegenheits-Studien der Phase III und gelegentlich auch der Phase II untersucht, die in der Regel aus einem Kontroll-Arm und einem Verum-Arm mit der zu prüfenden Studienmedikation besteht (Abbildung 1). Die Auswahl

des primären Endpunktes ist dabei zentral. Der primäre Endpunkt legt fest, wie der klinische Nutzen definiert ist. Daraus leiten sich die Länge der Nachbeobachtungszeit und der Umfang der Studie ab. Wird beispielsweise das Gesamtüberleben als Endpunkt gewählt, so werden längere Nachbeobachtungszeiten und auch ein grösseres Patientenkollektiv benötigt als bei Studien, die lediglich PFS als Endpunkt haben.
Zu den primären Endpunkten, die nach der letzten Revision der EMA-Richtlinie im Jahr 2013 für onkologische Phase-III-Studien akzeptiert werden, gehören die Heilungsrate [cure rate], das Gesamtüberleben (OS), das progressionsfreie Überleben (PFS) sowie das krankheitsfreie Überleben (DFS). In seltenen Fällen können auch alternative primäre Endpunkte wie die Zeit bis zur Tumorprogression (TTP) oder die Zeit bis zum Therapieversagen (TTF) geeignet sein. Dies muss jedoch umfassend begründet werden.

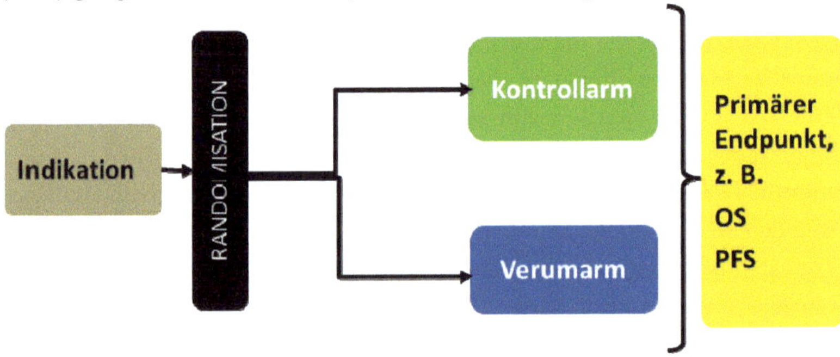

Abbildung 1: Schematische Darstellung für ein Studiendesign in der Onkologie

Tabelle 1 listet Definitionen für bisher verwendete klinische Endpunkte in onkologischen konfirmatorischen Studien auf. Bis auf das Gesamtüberleben handelt es sich bei den anderen Endpunkten um Surrogatendpunkte. Ein Surrogatendpunkt bezeichnet eine Zielgrösse, die anstelle eines klinisch relevanten Endpunktes gemessen wird. Dies können physiologische oder biochemische Marker sein. Veränderungen bei den Surrogatendpunkten sind früher beobachtbar als beim klinischen Endpunkt, da der Surrogatendpunkt meist einen Zwischenschritt zum klinischen Endpunkt darstellt.
Die Anwendung von Surrogatendpunkten führt im Allgemeinen zu einer deutlichen Verkürzung der Studiendauer, so dass man früher zu einer Aussage hinsichtlich der Wirksamkeit einer Therapie kommen kann. Wichtig ist, ob die nachgewiesene Veränderung für den Patienten klinisch relevant ist oder

nicht (EMA Guideline on the evaluation of anticancer medicinal products in man, 2013). Die Verwendung von Surrogatendpunkten anstelle des klinischen Endpunktes Gesamtüberleben wird jedoch kontrovers diskutiert.

Tabelle 1: Definitionen für Endpunkte in onkologischen Studien (EMA Guideline on the evaluation of anticancer medicinal products in man, 2013)

Endpunkt	Definition
Gesamtüberleben OS=Overall Survival	Zeit vom Beginn der Randomisierung bis zum Tod jedweder Ursache
Krankheitsfreies Überleben DFS=Disease free Survival	Zeit vom Beginn der Randomisierung bis zum Rezidiv oder Tod jedweder Ursache
Progressionsfreies Überleben PFS=Progression-free Survival	Zeit vom Beginn der Randomisierung bis zur Tumorprogression oder Tod jedweder Ursache
Ereignisfreies Überleben EFS=Event-free Survival	Zeit bis zur Tumorprogression, Zweittumor oder tumorbedingten Tod (studienspezifisch variable Definitionen)
Objektive Ansprechrate ORR=Objective Response Rate	Alle Patienten mit kompletter oder partieller Remission
Zeit bis zur Tumorprogression TTP=Time to Progression	Zeit bis zur Tumorprogression unter Ausschluss von Tod ohne Tumorprogression
Zeit bis zum Therapieversagen TTF=Time to Treatment Failure	Zeit bis zum Absetzen der Therapie oder Erweiterung der Tumortherapie aus jedwedem Grund (Progression, Toxizität o.ä.) bzw. Tod

5.1 Gesundheitsbezogenene Lebensqualität und patientenberichtete Symptomatik

Neu gefordert wird seit Einführung der frühen Nutzenbewertung auch der Nachweis der gesundheitsbezogenen Lebensqualität [HR-QoL, health-related quality of life]. Es handelt sich dabei um die subjektive Darstellung der Symptomatik aus Patientensicht [PRO, patient-reported outcomes].

Im November 2014 hat die EMA Empfehlungen zur Anwendung von patientenberichteter Symptomatik und gesundheitsbezogener Lebensqualität als Endpunkte in onkologischen Studien vorgelegt (EMA Reflection Paper on the use of patient reported outcome 4 measures in oncology studies, 2014). Bei den PRO´s handelt es sich um die direkt vom Patienten berichtete Wahrnehmung der Befindlichkeit in Bezug auf die Erkrankung und deren Behandlung. Die Befindlichkeit kann verschiedene Aspekte umfassen wie die

gesundheitsbezogene Lebensqualität, den Gesundheitsstatus, Therapie-Compliance sowie die Zufriedenheit mit der Behandlung.
Die gesundheitsbezogene Lebensqualität stellt, wie bereits beschrieben, einen Teilaspekt der PRO´s dar. Durch subjektive Wahrnehmung der Patienten wird der Einfluss der Erkrankung und deren Behandlung auf den Alltag, das physische, soziale und das psychische Wohlergehen erfasst. Die Befragung kann per Interview oder mittels Fragebogen erfolgen.

5.2 Die frühe Nutzenbewertung

Surrogatendpunkte wie DFS, ORR, TTP, TTF und PFS werden von den regulatorischen Behörden als ausreichende Kriterien zum Nachweis der therapeutischen Wirksamkeit akzeptiert. Im Januar 2011 wurde das Gesetz zur Neuordnung des Arzneimittelmarktes (AMNOG) in Deutschland eingeführt. Der Hersteller muss - will er den Preis für das Medikament wie bisher weitgehend selbst bestimmen - einen patientenrelevanten therapeutischen Effekt nachweisen, der quantitativ und qualitativ höher ist, als der von bisher zugelassenen Medikamenten in der gleichen Indikation [Zusatznutzen]. Der patientenrelevante Nutzen umfasst die Verbesserung des Gesundheitszustandes inklusive der Symptomatik), die Verkürzung der Krankheitsdauer, die Verlängerung des Überlebens, die Verringerung von Nebenwirkungen und die Verbesserung der Lebensqualität (Götte, 2012).
Neu zugelassene Arzneimittel werden innerhalb von 3 Monaten nach der Markteinführung durch den Gemeinsamen Bundesausschuss (G-BA) hinsichtlich ihres Zusatznutzens gegenüber einer „zweckmässigen Vergleichstherapie" beurteilt. Dazu reicht der pharmazeutische Unternehmer zeitgleich mit der Markteinführung ein Dossier ein, welches aus 5 Modulen besteht. Zentral für die Nutzenbewertung sind die Module 3 und 4. In Modul 3 sind die zweckmässige Vergleichstherapie aufgeführt die Anzahl an Patienten mit therapeutisch bedeutendem Zusatznutzen, die Kosten der Therapie für die gesetzliche Krankenversicherung sowie die Anforderungen an eine qualitätsgesicherte Anwendung. Modul 4 beinhaltet die Methodik und die Ergebnisse zum medizinischen Nutzen und Zusatznutzens, sowie die Patientengruppen mit therapeutisch bedeutsamem Zusatznutzen (VFA Verfahrensdatenbank).
Das Ausmass des Zusatznutzens sowie die Wahrscheinlichkeit des Ausmasses werden in der Arzneimittel-Nutzenverordnung definiert (Arzneimittel-

nutzenverordnung, 2010). Die Definition des Ausmasses in den einzelnen Kategorien ist in der nachfolgenden Tabelle 2 aufgeführt.

Tabelle 2: Definition des Zusatznutzens
(Quelle: Arzneimittelnutzenverordnung, 2010)

Stufe	Ausmass des Zusatznutzens	Definition
1	erheblich	Eine bisher nicht erreichte grosse Verbesserung des therapierelevanten Nutzens, z. B. Heilung, erhebliche Verlängerung des Überlebens, langfristige Freiheit von schwerwiegenden Symptomen oder weitgehende Vermeidung von schwerwiegenden Nebenwirkungen.
2	beträchtlich	Eine bisher nicht erreichte deutliche Verbesserung des therapierelevanten Nutzens, d. h. Abschwächung schwerwiegender Symptome, moderate Verlängerung des Überlebens, für Patienten spürbare Linderung der Erkrankung, relevante Vermeidung schwerwiegender Nebenwirkungen bzw. Vermeidung anderer Nebenwirkungen.
3	gering	Eine bisher nicht erreichte moderate Verbesserung des therapierelevanten Nutzens, insbesondere eine Verringerung von nicht schwerwiegenden Symptomen der Erkrankung oder eine relevante Vermeidung von Nebenwirkungen.
4	nicht quantifizierbar	Der Zusatznutzen ist nicht quantifizierbar, da die wissenschaftliche Datengrundlage dies nicht zulässt.
5	nicht vorhanden	Es ist kein Zusatznutzen belegt.
6	geringer	Der Nutzen des zu bewertenden Arzneimittels ist geringer als der Nutzen der ZVT.

Als höchste Kategorie für die Wahrscheinlichkeit des Zusatznutzens gilt der Beleg, gefolgt vom Hinweis, und als geringste Stufe gilt der Anhaltspunkt. Die Wahrscheinlichkeit des Zusatznutzens ist abhängig von der Validität der klinischen Studienendpunkte sowie den Evidenzstufen der bewerteten klinischen Studien. Hierbei gelten die nachfolgenden Evidenzstufen:

1. I a systematische Übersichtsarbeiten von mehreren Studien der Evidenzstufe Ib
2. I b randomisierte klinische Studien
3. II a systematische Übersichtsarbeiten der Evidenzstufe IIb
4. II b prospektiv vergleichende Kohortenstudien
5. III retrospektiv vergleichende Studien
6. IV Fallserien und andere nicht vergleichende Studien
7. V Assoziationsbeobachtungen, pathophysiologische Überlegungen, deskriptive Darstellungen, Einzelfallberichte, nicht mit Studien belegte Meinungen anerkannter Experten, Konsensuskonferenzen und Berichte von Expertenkommittees (Arzneimittelnutzenverordnung, 2010).

Der G-BA beauftragt das Institut für Qualität und Wirtschaftlichkeit im Gesundheitswesen (IQWiG) mit der Bewertung des Zusatznutzens des zugelassenen neuen Wirkstoffs. Die Bewertung des IQWiG muss nach 3 Monaten vorliegen und wird im Anschluss in mehreren Anhörungen diskutiert. Nach weiteren 3 Monaten legt der G-BA den endgültigen Beschluss vor.

Patientenvertreter können in allen Gremien des „Unterausschusses Arzneimittel des GBA" in beratender Funktion teilnehmen, haben jedoch kein Stimmrecht. Parallel zur Bewertung durch das IQWiG können die Patientenvertreter zum eingereichten Dossier ebenfalls Stellung nehmen. Dies geschieht über einen vom IQWiG entwickelten Fragebogen. Liegt ein Zusatznutzen vor, wird der Erstattungspreis des Medikaments zwischen Arzneimittelhersteller und dem Spitzenverband der Gesetzlichen Krankenversicherung (GKV) ausgehandelt. Sollte kein Zusatznutzen festgestellt werden, wird das neue Arzneimittel einer Festbetragsgruppe zugeordnet.

6 Darstellung der Ergebnisse

6.1 Abgeschlossene Verfahren der frühen Nutzenbewertung onkologischer Präparate

Im Zeitraum Januar 2011 bis einschliesslich Januar 2015 wurden 24 Verfahren zur frühen Nutzenbewertung von 19 onkologischen Präparaten durchgeführt (Tabelle 3). Für die Wirkstoffe Eribulin, Vandetanib und Vemurafenib liegen aufgrund des Fristablaufs neue Beschlüsse vor. Die nachfolgenden Abbildungen 2, 3 und 5 beziehen sich daher auf insgesamt 21 Nutzenbewertungen. Für Abirateronactetat und Ipilimumab hatte der pU zwecks Indikationserweiterung neue Daten zur Verfügung gestellt, so dass für beide Präparate je eine weitere Nutzenbewertung durchgeführt wurde.

Je 5-mal wurden Verfahren beim Prostatakarzinom (inklusive der Indikationserweiterung) und beim Melanom (inklusive des Fristablaufs und der Indikationserweiterung) durchlaufen. Drei Verfahren gab es bei Brustkrebs, und je zwei Verfahren wurden für zugelassene Präparate in den Indikationen Nicht-kleinzelliges Bronchialkarzinom und Darmkrebs abgeschlossen. In allen anderen Indikationen gab es bis dato nur eine Nutzenbewertung.

In mehr als der Hälfte der Verfahren (12 von 21) war oder ist das Ergebnis der Nutzenbewertung befristet (siehe Anhang). Bei den Verfahren mit nichtonkologischen Wirkstoffen wurden von 96 Verfahren (ohne Ophan Drugs) ingesamt nur 10 Verfahren mit einem befristeten Beschluss versehen (VFA Verfahrensdatenbank).

Tabelle 3: Abgeschlossene Nutzenbewertungsverfahren onkologischer Präparate von Januar 2011 bis einschliesslich Januar 2015 (VFA Verfahrensdatenbank)

Nr*	Wirkstoff	Name	Therapiegebiet	pU**	Zusatznutzen %***
7	Abirateronacetat	Zytiga	Prostatakarzinom	Janssen-Cilag	beträchtlich (85%)
47	Abirateronacetat	Zytiga	Prostatakarzinom-neue Indikation	Janssen-Cilag	beträchtlich (100%)
77	(B) Afatinib	Giotrif	NSCLC****	Boehringer Ingelheim	beträchtlich (34%)
48	Aflibercept	Zaltrap	mCRC*****	Sanofi	gering (100%)
35	(B) Axitinib	Inlyta	Nierenzellkarzinom	Pfizer	gering (1%)
9	Cabazitaxel	Jevtana	Prostata-Krebs	Sanofi	gering (85%)
37	(B) Crizotinib	Xalkori	NSCLC****	Pfizer	beträchtlich (71%)
72	(B) Dabrafenib	Tafinlar	Melanom	GSK	nicht belegt
70	Enzalutamid	Xtandi	Prostatakarzinom	Astellas	beträchtlich (100%)
13	(B) Eribulin	Halaven	Brustkrebs	Eisai	gering (80%)
113	Eribulin	Halaven	Brustkrebs	Eisai	gering (75%)
25	(B) Ipilimumab	Yervoy	Melanom	BMS	beträchtlich (100%)
81	(B) Ipilimumab	Yervoy	Fortgeschrittenes Melanom*****	BMS	nicht belegt
53	(B) Pertuzumab	Perjeta	Brustkrebs	Roche	beträchtlich (78%)
40	Pixantron	Pixuvri	Non-Hodgkin-Lymphome	CTI Life Sciences	nicht belegt
85	Radium-223-dichlorid	Xofigo	Prostatakarzinom	Bayer Vital	beträchtlich (78%)
74	(B) Regorafenib	Stivarga	Kolorekt. Karzinom	Bayer Vital	gering (100%)
29	Tegafur / Gimeracil / Oteracil	Teysuno	Magenkrebs	Nordic Pharma	nicht belegt
84	Trastuzumab Emtansin	Kadcyla	Brustkrebs	Roche	beträchtlich (70%)
27	Vandetanib	Caprelsa	Schilddrüsenneopl.	AstraZeneca	nicht belegt
50	(B) Vandetanib	Caprelsa	Schilddrüsenneopl.	AstraZeneca	nicht belegt
26	(B) Vemurafenib	Zelboraf	Melanom	Roche	beträchtlich (100%)
71	Vemurafenib	Zelboraf	Melanom	Roche	beträchtlich (100%)
67	© (B) Vismodegib	Erivedge	Basalzellkarzinom	Roche	gering (95%)

(B)=Nutzenbewertung befristet; Nr*= Verfahrensnummer; pU**=pharmazeutischer Unternehmer; Bezeichnung gekürzt. S. Appendix; %***= Anteil Zielpopulation; NSCLC****=nicht-kleinzelliges Bronchialkarzinom; *****mCRC= metastasiertes kolorektales Karzinom; ***** =nicht resezierbares oder metastasiertes Melanom

6.2 Studiendesigns und Ergebnisse der Nutzenbewertung bei 21 ausgewerteten Verfahren

Bei den 24 Verfahren für 21 onkologische Indikationen berücksichtigte der G-BA bei 18 Verfahren jeweils eine klinische Studie. Bei Ipilimumab im 2. Verfahren zur Indikationserweiterung und bei Pixantron wurden die Studiendaten als nicht ausreichend für die frühe Nutzenbewertung angesehen. Für Tegafur/Glimeracil/Oteracil (Teysuno®) hatte der pU kein Dossier eingereicht. Die für Pixantron eingereichten kontrollierten randomisierten Studien waren für die Nutzenbewertung u. a. deswegen nicht geeignet, weil die Patienten in der Vergleichsgruppe hauptsächlich mit Etoposid und Ifosfamid behandelt wurden. Diese Substanzen sind jedoch für das Non-Hodgkin-Lymphom, einer bösartigen Erkrankung des lymphatischen Systems, in Deutschland nicht zugelassen. Die Gründe, weshalb das IQWiG die nachgereichten Daten für die Indikationserweiterung bei Ipilimumab nicht ausgewertet hat, sind in Kapitel 6.3 der vorliegenden Arbeit ausführlicher beschrieben.

Von den 18 berücksichtigten Zuslassungsstudien wurden 17 als randomisierte kontrollierte Studien [RCT] durchgeführt, davon waren 8 doppelt verblindet und 9 RCT´s unverblindet. Die einzige einarmig und unverblindet durchgeführte Studie war die Phase-II-Zulassungsstudie zur Behandlung des Basalzellkarzinoms mit Vismodegib (Dessinioti, 2014, Abbildung 2).

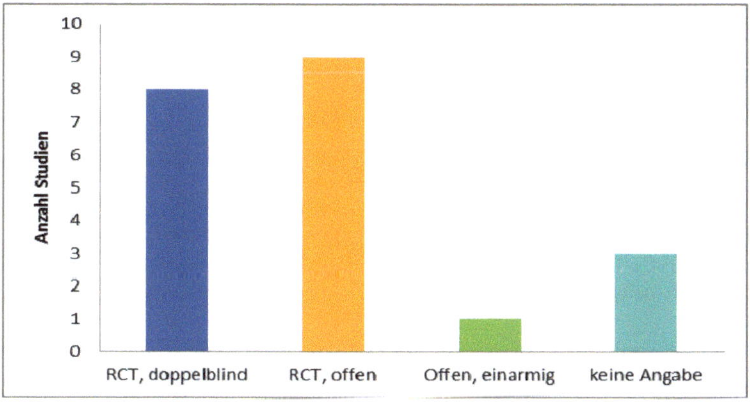

Abbildung 2: Studiendesign von 18 Zulassungsstudien bei 21 Nutzenbewertungen

In 7 von 18 Studien war ein Wechsel der Therapie, ein sog. „Cross-Over" möglich. Dies bedeutet, dass Patienten unter im Prüfplan definierten Bedingungen, z. B. nach einem Progress vom Kontroll-Arm in den Verum-Arm wechseln konnten . Bei den offen durchgeführten RCT´s war der Anteil mit Cross-Over-Design höher (5 von 9) als bei den doppelblinden RCT´s (2 von 7).
Der primäre Studienendpunkt ist für die Aussage der Effektivität der getesteten Substanzen von zentraler Bedeutung. In 7 Zulassungsstudien war das Gesamtüberleben der primäre Endpunkt, gefolgt von 6 Studien mit primärem Endpunkt PFS. Zwei Zulassungsstudien für Brustkrebs und eine Melanomstudie verwendeten als Co-primäre Endpunkte das progressionsfreie Überleben (PFS) und das Gesamtüberleben (OS). Das radiografische progressionsfreie Überleben, kombiniert mit Gesamtüberleben war in der Zulassungsstudie für Abirateronactetat primärer Studienendpunkt. Die Zulassungsstudie für Vismodegib zur Behandlung des Basalzellkarzinos bildete mit der „objektiven Ansprechrate" [ORR] hinsichtlich des primären Endpunktes eine Ausnahme (Abbildung 3).

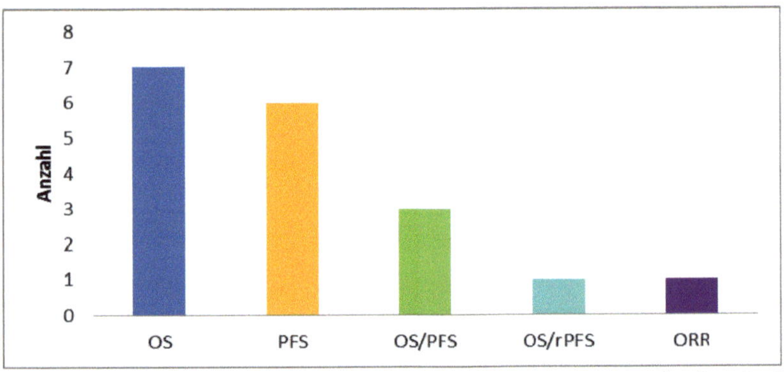

Abbildung 3: primäre Studienendpunkte aus 18 ausgewerteten Studien in 21 Verfahren (OS=overall suvival, Gesamtüberleben; PFS=progession-free suvival, progressionsfreies Überleben; rPFS, radiografisches progressionsfreies Überleben; ORR=overall response rate, objektive Ansprechrate)

Bei den 3 Zulassungsstudien mit dem kombinierten Endpunkt OS/PFS handelt es sich um die EMBRACE Studie bei Eribulin (Cortes, 2011b), die EMILIA Studie bei Trastuzumab-Emtansin (Verma, 2013) und die BRIM-3-Studie beim Melanom/bei Vemurafenib (McArthur, 2015). In allen 6

Zulassungsstudien, bei denen PFS der alleinige primäre Endpunkt war [Afatinib, Axitinib, Crizotinib, Dabrafenib, Pertuzumab, Vandetanib], berücksichtigte das IQWiG diesen Surrogatendpunkt nicht für die frühe Nutzenbewertung, auch wenn in der Gesamtwertung auf Basis anderer Endpunkte ein Zusatznutzen ausgesprochen wurde. Dies ist beispielsweise für bestimmte Subgruppen im Verfahren für Afatinib, Crizotinib und Pertuzumab der Fall (siehe Anhang). Die Zulassungsstudie für Eribulin (Cortes, 2011b) ist bisher das einzige Beispiel bei den ausgewerteten Verfahren, bei der PFS als Surrogat in Kombination mit OS für die Nutzenbewertung akzeptiert wurde (siehe Anhang).

Bei der Zulassungsstudie zur Behandlung des Basalzellkarzinoms mit Vismodegib wurde die objektive Ansprechrate (ORR) vom G-BA als primärer Studienendpunkt akzeptiert (G-BA - frühe Nutzenbewertung; Abbildung 3).

Aus 15 Zulassungsstudien liegen Daten zur gesundheitsbezogenen Lebensqualität (HR-QoL) vor, die mit generischen Fragebogen-Instrumenten und auch mit indikationsspezifischen Fragebögen erhoben wurden (Abbildung 4). Bei mehr als der Hälfte dieser Studien (n=8) wurden die erhobenen Daten vom G-BA in die Auswertung mit einbezogen. Für die Nutzenbewertung von Pixantron standen keine Ergebnisse aus einer Zulassungsstudie zur Verfügung. Bei 7 Studien wurden die Daten zur gesundheitsbezogenen Lebensqualität nicht vom IQWiG bzw. vom G-BA akzeptiert. Hauptgrund war eine Rücklaufquote von weniger als 70% in vier Fällen. Bei Abirateronacetat und bei Pertuzumab fehlte die Validierung des FACT-P bzw. des FACT-B Fragebogens. Im Fall von Afatinib wurden die Ergebnisse aus dem „European Quality of Life-5 Dimensions“ [EQ-5D]-Fragebogen nicht als eigentlicher Nutzenparameter akzeptiert sondern nur als Nutzwert, der als Basis für die Berechnung von qualitätskorrigierten Lebensjahren (QALYs) dient. Bei Ipilimumab und Radium-223-Dichlorid wurden die Daten aus den entsprechenden Fragebögen trotz einer Rücklaufquote von weniger als 70% akzeptiert (VFA-Verfahrensdatenbank).

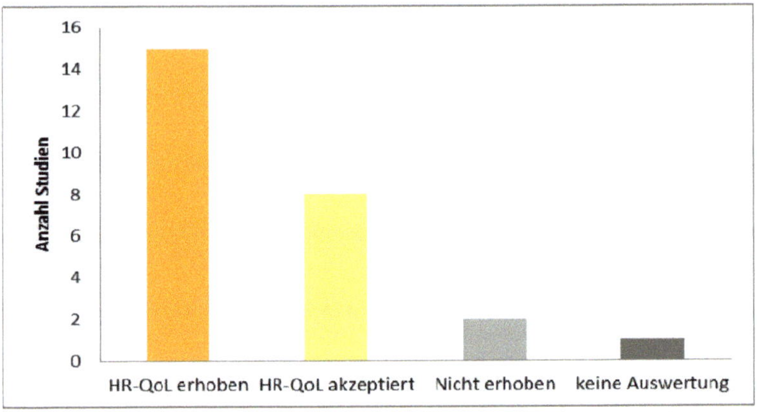

Abbildung 4: Akzeptanz der Fragebögen zur Gesundheitsbezogenen Lebensqualität in 18 Zulassungsstudien

Der Zusatznutzen eines Präparates wird vom G-BA mit den Kategorien „erheblich, beträchtlich, gering, nicht quantifizierbar, nicht belegt und geringerer" beurteilt. Diese Kategorien werden entsprechend der Datenlage aus den Zulassungsstudien nach Beleg, Hinweis und Anhaltspunkt quantifiziert.

Bei der Bewertung des Zusatznutzens für die Studienpopulation in den ausgewerteten 21 Nutzenverfahren wurde vom G-BA am häufigsten, nämlich achtmal die Kategorie „beträchtlich" gekoppelt mit „Hinweis" vergeben (Abbildung 5). Dies betraf die Nutzenbewertungen für Abirateraonacetat in der Indikationserweiterung, Enzalutamid, Ipilimumab, Vemurafenib im 1. Verfahren, Abirateronacetat in der zuerst bewerteten Indikation, Radium-223-Dichlorid, Trastuzumab-Emtansin und Afatinib.

Bisher wurden die beiden höchsten Kategorien „erheblich" in Kombination mit „Beleg" keinmal für die Gesamtwertung vergeben (Abbildung 5). Ein erheblicher Zusatznutzen wird vom IQWiG/G-BA nur bescheinigt, wenn anerkannte Daten aus mindestens zwei klinischen Studien vorliegen. Für vier Präparate (Dabrafenib, Pixantron, Tegafur/Glimeracil/Oteracil und Ipilimumab in der Indikationserweiterung) konnte der Zusatznutzen nicht belegt werden. Dies entspricht einem Anteil von einem Fünftel der 21 Verfahren in der Onkologie. Bei den Verfahren mit nichtonkologischen Präparaten beträgt dieser Anteil 56,5% [48 von 85] (VFA-Verfahrensdatenbank).

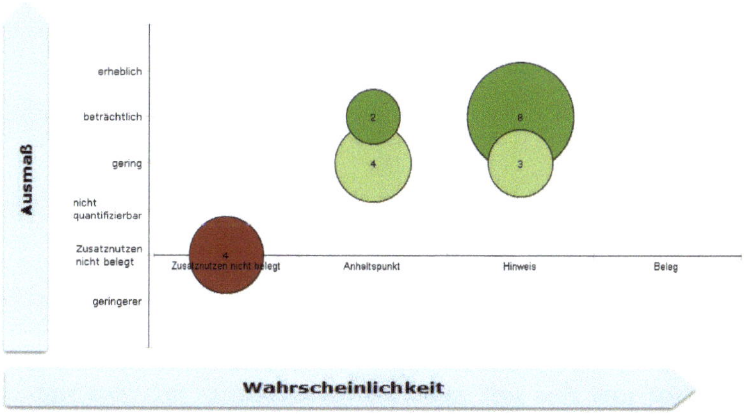

Abbildung 5: Ausmass und Wahrscheinlichkeit des Zusatznutzens in 21 ausgewerteten Verfahren (Quelle: VFA-Verfahrensdatenbank, 22.01.2015)

Um die methodischen Kritikpunkte des IQWiG und des G-BA am Studiendesign der Zulassungsstudien, die bei den Verfahren von 2011-2014 berücksichtigt wurden, besser einordnen zu können, wurde überprüft, wann bei den jeweiligen Zulassungsstudien der Studienbeginn war. Daraus lässt sich der ungefähre Zeitraum der Studienplanung ableiten. Für 16 der 18 Studien konnte das Startdatum in der Studiendatenbank des „National Institute of Health" [NIH] recherchiert werden (Clinical Trials Gov, 2015). Abbildung 6 verdeutlicht, dass alle berücksichtigten Studien vor Einführung des AMNOG in 2011 gestartet sind.

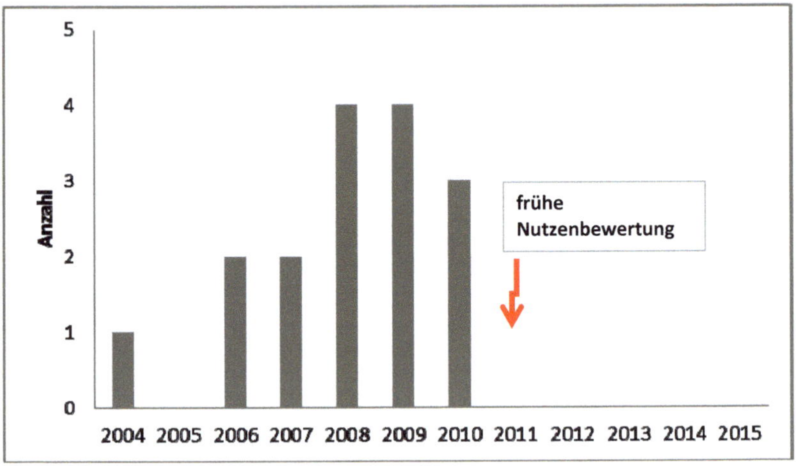

Abbildung 6: Start der Zulassungsstudien (n=16) (Clinical Trials Gov, 2015)

Die Anzahl der zu bewertenden Präpararate in der Onkologie nimmt im beobachteten Zeitraum zu. Während in 2012 lediglich 4 Bewertungen für onkologische Produkte durchgeführt wurden, gab es 2014 bereits 9 abgeschlossene Verfahren. 2013 und 2014 fanden auch Verfahren statt für Präparate, für die ein Wirksamkeitstest erforderlich ist (Abbildung 7).

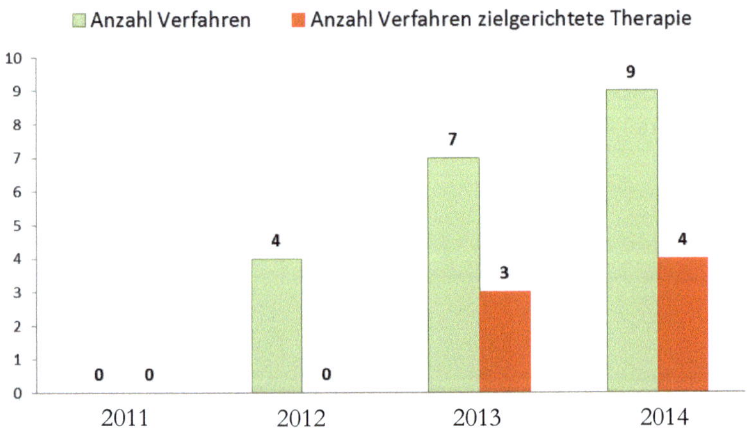

Abbildung 7: Abgeschlossene Verfahren zur Nutzenbewertung von 20 onkologischen Präparaten* von 2011-2014 **(*= inklusive der Präparate für die ein Wirksamkeitstest erforderlich ist; ohne den Abschluss von Eribulin im 2. Verfahren in 2015)**

6.3 Analyse der Nutzenbewertungen für Therapien beim Melanom

Nachfolgend werden 5 Verfahren der frühen Nutzenbewertung zum Melanom analysiert mit Blick auf die Kritikpunkte des IQWiG, die zur Beschlussfassung des G-BA hinsichtlich des Zusatznutzens geführt haben. Die Verfahren zur Nutzenbewertung beim Melanom spiegeln beispielhaft die Kritikpunkte auch aus den anderen Verfahren wider. Ausserdem sind sie aus folgenden Gründen interessant: bei derselben Indikation wurden innerhalb eines Zeitraums von nur 2 Jahren 3 innovative zielgerichtete Therapien zugelassen, und zwar Ipilimumab am 13. Juli 2011, Vemurafenib am 17. Februar 2012 und Dabrafinib am 26. August 2013. Alle drei wurden unterschiedlich bewertet, und man kann davon ausgehen, dass die zeitlich sehr dichte Abfolge von Zulassungen dieser Melanom-Therapien auch die Verfahren zur Nutzenbewertung beeinflusst hat.
Die Konsequenzen der überlappenden Verfahren werden besonders bei der Festlegung der ZVT deutlich. Für Ipilimumab war zunächst „best supportive care“ [BSC] als ZVT benannt; für Vemurafenib und Dabrafenib war vom G-BA Dacarbazin als ZVT festgelegt worden. Mit der Bewertung „beträchtlicher Zusatznutzen“ für Vemurafenib im September 2012 wurde im laufenden Verfahren für Dabrafenib in 2013 die ZVT von Dacarbazin auf Vemurafenib geändert. Im Verfahren für die Zulassungserweiterung von Ipilimumab in 2014 wurde das Patientenkollektiv in zwei Subgruppen unterteilt. Die ZVT wurde von BSC bei BRAF-V600-Mutation-negativem Melanom auf Dacarbazin und bei Patienten mit BRAF-V600-Mutation-positivem Melanom auf Vemurafenib geändert.

Abbildung 8 verdeutlicht graphisch den zeitlichen Ablauf bei allen drei Präparaten zwischen Zulassung und Beschlussfassung nach Ablauf der frühen Nutzenbewertung.

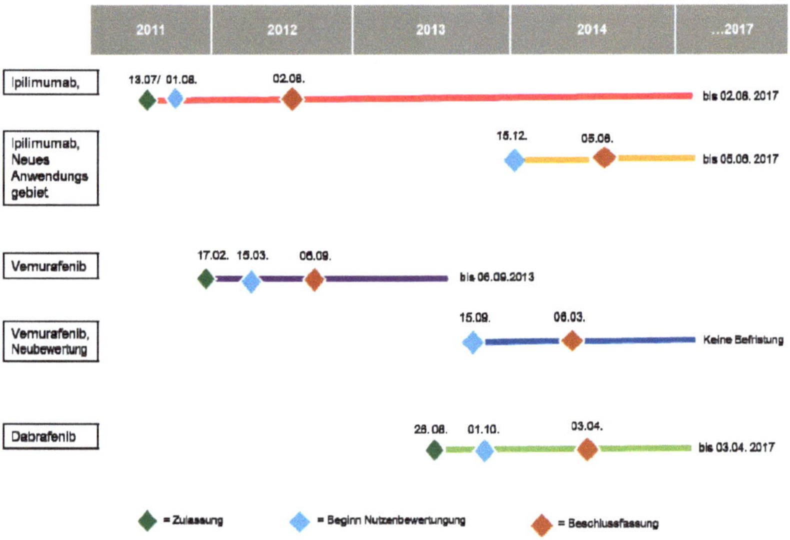

Abbildung 8: Zeitlicher Ablauf der Nutzenbewertung bei Ipilimumab, Vemurafenib und Dabrafenib

Die Wirkstoffe Vemurafenib und Dabrafenib sind Beispiele für zielgerichtete Tumortherapien; eine Entwicklung, die besonders in der Onkologie in den letzten Jahren rasch zugenommen hat. Vemurafenib und Dabrafenib inhibieren die BRAF-Serin-Threonin-Kinase. Mutationen des BRAF-Gens, die das Valin an der Aminosaureposition 600 ersetzen, führen zu einer konstitutiven Aktivierung des BRAF-Proteins. Hierbei wird die Zellproliferation auch in Abwesenheit der dafür sonst notwendigen Wachstumsfaktoren ausgelöst und führt zu unkontrolliertem Zellwachstum.
Vor der Behandlung mit Vemurafenib und Dabrafenib ist die Durchführung eines speziellen Wirksamkeitstests, der die BRAF-V600 Mutationen nachweist, erforderlich.

6.3.1 Ipilimumab (Yervoy®) – Melanom

Ipilimumab wurde im Juli 2011 für vorbehandelte Patienten mit fortgeschrittenem Melanom als Zweitlinientherapie zugelassen. Ipilimumab ist ein monoklonaler Antikörper, der an aktivierte zytotoxische T-Lymphozyten bindet und damit die T-Zell-vermittelte antitumorale Immunreaktion verstärkt.

Für die Zulassung wurde vom pU eine Phase III Studie, die MDX010-20 Studie (NCT00094653) eingereicht, die auch in der Nutzenbewertung berücksichtigt wurde. Die Zulassungsstudie schloss Patienten mit fortgeschrittenem Melanom der Stadien III und IV ein, die nicht mehr resezierbar und positiv für den HLA-A*0201 Genotyp waren. Damit handelt es sich bei der Studienpopulation um eine Untergruppe der Zulassungspopulation.

Das IQWiG forderte in diesem Fall Interaktionsanalysen zwischen Genotyp und Behandlung. Es akzeptierte in der Gesamtwertung jedoch die selektive Auswertung von HLA-A*0201-positiven Patienten aufgrund von Daten aus einer Sensitivitätsanalyse des pU im Dossier. Diese Daten verglichen die kombinierte Wirkung von Ipilimumab und Dacarbazin mit der Wirkung von Dacarbazin allein bei Patienten, die sowohl den HLA-A*0201-positiven wie auch den HLA-A*0201-negativen Genotyp im Verhältnis von 1:1 hatten. Das Gesamtüberleben war unter Ipilimumab und Dacarbazin signifikant erhöht. Das deutet auf die hohe Wirksamkeit von Ipilimumab bei Vorliegen beider Genotypen hin. Der Effekt wäre unrealistisch hoch, wenn er nur aufgrund eines Genotyps erreicht worden wäre (G-BA - frühe Nutzenbewertung; S. 73, Abschnitt 4.3.1.2.1, Modul 4, Dossier).

Die Übertragbarkeit der Daten auf Patienten mit metastasiertem resezierbarem Melanom bleibt aber nach Auffassung des IQWiG unklar (Nutzenbewertung Ipilimumab - IQWiG Bewertung vom 27. April, 2012).

Zulassungsdaten

Die im Zeitraum 2004 bis 2011 durchgeführte klinische Studie (MDX010-20) schloss 676 vorbehandelte Patienten mit nicht resezierbarem malignen Melanom ein. Es wurden nur Patienten eingeschlossen, die positiv auf das Leukozyten-Antigen HLA-A*0201 getestet wurden. Grund für den selektiven Einschluss war, dass in zwei Studienarmen ein Tumorvakzin (gp100) eingesetzt wurde, welches nur bei HLA-A*0201-positiven Patienten einen Effekt hat. Die Patienten wurden im Verhältnis 3:1:1 (Arm 1 : Arm 2 : Arm 3) randomisiert und erhielten in Arm 1 die Kombination Ipilimumab/gp100/BSC, in Arm 2 Ipilimumab/Placebo/BSC und in Arm 3 Placebo/gp100/BSC (Abbildung 9). Bei gp100 handelt es sich um ein bisher nicht zugelassenes Tumorvakzin, das die körpereigene Immunantwort auf Tumorzellen verstärken soll.

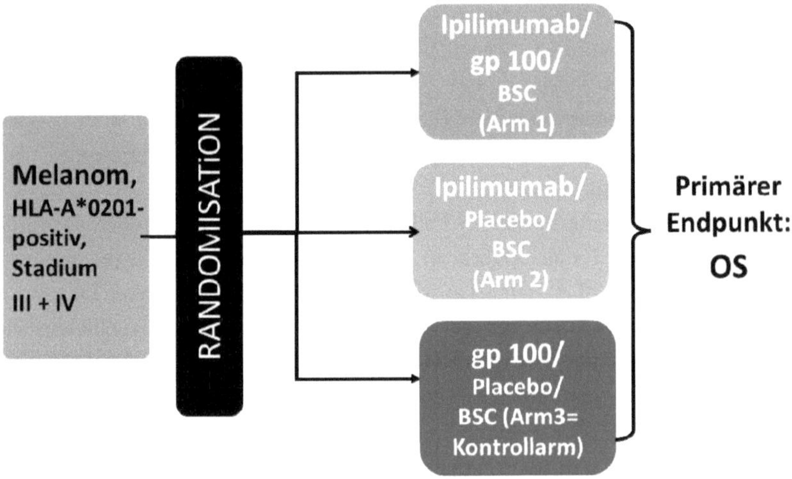

Abbildung 9: Studiendesign MDX010-20 Studie

Das mediane Gesamtüberleben betrug 10 Monate für Patienten, die die Wirkstoffe Ipilimumab/gp100 erhielten und 4,6 Monate für Patienten, die gp100 allein erhielten (HR, 0.68; P<0.001). Das mediane Überleben für Patienten, die nur den Wirkstoff Ipilimumab erhielten, entsprach mit 10,1 Monaten (HR, 0.66; P<0.003) dem für die kombinierte Behandlung mit Ipilimumab/gp100. Immunvermittelte Nebenwirkungen des Grades 3 und 4 traten bei 10-15 % der mit Ipilimumab behandelten Patienten auf und bei 3% der Patienten, die nur gp100 erhielten. Bei 14 Todesfällen konnte ein Zusammenhang mit der Studienmedikation beobachtet werden. Davon waren sieben Todesfälle auf immunvermittelte Nebenwirkungen zurückzuführen. Die meisten der beschriebenen Nebenwirkungen waren reversibel (Hodi, 2010).

Einer der Hauptdiskussionspunkte der mündlichen Anhörung am 12. Juni 2012 war die Bewertung der immunvermittelten Nebenwirkungen und die gesundheitsbezogene Lebensqualität bzw. die Korrelation der beiden Parameter.

Nebenwirkungen

Das IQWiG leitet aus den therapieassoziierten immunvermittelten unerwünschten Ereignissen einen Hinweis auf einen grösseren Schaden von Ipilimumab in Kombination mit BSC im Vergleich zu BSC alleine ab (Nutzenbewertung Ipilimumab - IQWiG Bewertung vom 27. April , 2012).

Bei den immunvermittelten Nebenwirkungen handelt es sich vor allem um Autoimmunreaktionen im gastrointestinalen Trakt, der Haut oder auch im endokrinen System. Aus der Sicht des pU ist der Grossteil dieser spezifischen Nebenwirkungen behandelbar. Auch die Deutsche Gesellschaft für Hämatologie und Onkologie (DGHO) argumentiert, dass es sich bei den durch Ipilimumab hervorgerufenen immunvermittelten Nebenwirkungen um solche handelt, „die fassbar, erkennbar und behandelbar sind" und deren Behandlung möglichst zu einem frühen Zeitpunkt erfolgen sollte, um schwerere Nebenwirkungen zu vermeiden. Für nachfolgende Studien schlägt die DGHO vor, bei den Nebenwirkungen zwischen den Kategorien „erkennbar und behandelbar" sowie „irreversibel und erheblich lebensqualitätsbeeinträchtigend" zu unterscheiden. Vom IQWiG wird angeführt, dass in der MDX010-20 Studie nicht nachgewiesen wird, dass immunvermittelte Nebenwirkungen behandelbar sind. Nach den vom IQWiG angewandten Methoden führen sie sogar zu „Schäden erheblichen Ausmasses" (Nutzenbewertung Ipilimumab - Mündliche Anhörung vom 12. Juni , 2012).

Nicht einfach nachzuvollziehen sei bei dem vorliegenden Studiendesign die Abgrenzung der Wirkung und der Nebenwirkungen des nicht zugelassenen Tumorvakzins gp100 gegenüber Ipilimumab gewesen. Auch die DGHO beanstandete am Studiendesign, dass durch das Tumorvakzin möglicherweise der alleinige Effekt von Ipilimumab geschmälert wurde. Bei der Reinduktionstherapie[3] war im kombinierten Arm aus gp100 und Ipilimumab im Vergleich zu Ipilimumab alleine das Ansprechen deutlich schlechter (Hodi, 2010).

[3] Patienten mit einem Progress konnten zusätzliche Therapiezyklen (Reinduktionstherapie) erhalten, wenn sie für mindestens 3 Monate eine stabile Erkrankung (SD), partielle Remission PR oder eine Komplettremission (CR) hatten.

Gesundheitsbezogene Lebensqualität

Die gesundheitsbezogene Lebensqualität wurde mit Hilfe des EORTC QLQ-C30 Fragebogen erhoben (EORTC-QLQ-C30 Fragebogen). Der pU hatte überprüft, ob sich die gesundheitsbezogene Lebensqualität bei den Patienten mit immunvermittelten Nebenwirkungen des Grades 3 und 4 von der Lebensqualität der Patienten unterschied, für die von solchen Nebenwirkungen nicht berichtet wurde. Es fanden sich keine Unterschiede (Revicki, 2012). Die MDX010-20 Studie war jedoch nicht für Lebensqualität gepowert. Das IQWiG argumentiert, dass statistisch gesehen durch die Abwesenheit von Evidenz noch kein Nachweis für einen nicht vorhandenen Unterschied erbracht sei. Diesem Argument stimmt auch der pU zu. Aufgrund der geringen Rücklaufrate der Fragebögen, der sich zum überwiegenden Teil mit dem Versterben der Patienten erklärt, beurteilt das IQWiG ein hohes Verzerrungspotenzial für den Endpunkt gesundheitsbezogene Lebensqualität (G-BA - frühe Nutzenbewertung).

Beschlussfassung

In seiner Nutzenbewertung vom 02.05.2012 hat das IQWiG den therapeutischen Effekt von Ipilimumab auf das Gesamtüberleben mit der höchsten Kategorie „erheblich" bewertet. Auf der Schadensseite wird ebenfalls das Ausmass „erheblich" für immunvermittelte unerwünschte Ereignisse vergeben. Aufgrund dieses Schadenspotenzials empfiehlt das IQWiG in der Gesamtbewertung den Zusatznutzen von Ipilimumab im Vergleich zur zweckmässigen Vergleichstherapie BSC von „erheblich" auf „beträchtlich" herabzustufen (G-BA - frühe Nutzenbewertung).

Der G-BA kommt zur gleichen Gesamteinschätzung. Der Beschluss vom 02.08.2012 wurde bis zum 02.08.2017 befristet mit der Aufforderung an den pU, während dieses Zeitraums weitere Daten vor allem hinsichtlich der immunvermittelten Nebenwirkungen, der Mortalität und weiteren Morbiditätsendpunkten zu liefern. Hierdurch sei eine detailliertere Abwägung (Saldierung) der Nebenwirkungen gegenüber den Morbiditätsendpunkten möglich.

6.3.2 Ipilimumab – (Yervoy®) Melanom-Neues Anwendungsgebiet

Für dieses Verfahren wurden neue Daten vom pU eingereicht, mit welchen eine Erweiterung der erstmaligen Zulassungsindikation von Ipilimumab erreicht werden sollte. Bis zu diesem Zeitpunkt war Ipilimumab nur für die

Zweitlinientherapie zugelassen. Für vorbehandelte Patienten sah der G-BA im Beschluss vom 02.08.2012 einen Hinweis auf einen beträchtlichen Zusatznutzen. Für das erweiterte Anwendungsgebiet reichte der Hersteller Auswertungen aus einem indirekten Vergleich ein. Dieser enthielt patientenindividuelle Daten aus 4 randomisierten kontrollierten Studien und 2 einarmigen retrospektiven Beobachtungsstudien zu Ipilimumab und einer randomisierten Studie zu Dacarbazin. Aus den 4 Ipilimumab Studien wurden 78 chemotherapienaive Patienten ausgewählt, aus den beiden retrospektiven Studien 181 therapienaive Patienten. Alle 259 Patienten hatten ein fortgeschrittenes Melanom und erhielten Ipilimumab in der zugelassenen Dosierung.

Zur Vermeidung von Verzerrungen aufgrund von potenziellen Störfaktoren führte der Hersteller eine Propensity Score Analyse durch. Mit Hilfe dieses statistischen Verfahrens werden Patienten mit gleichen Eigenschaften, z. B. Alter, Geschlecht, Stadium der Erkrankung usw. den gleichen statistischen Punkteklassen, so genannten „Propensity Scores" zugeordnet. Nachfolgend können die einzelnen Scores innerhalb der Verum- und Kontroll-Arme im Hinblick auf diese Eigenschaften miteinander verglichen werden. Aus der Dacarbazin-Studie mit 252 Melanom-Patienten des Stadiums III und IV wurden nur 2 Patienten ausgeschlossen. Sie erhielten Dacarbazin in einer Dosierung, die nicht zugelassen ist. Aus dem Ipilimumab Patientenkollektiv wurden 75 Patienten ausgeschlossen, da für diese Patienten keine Daten über Störfaktoren wie viszerale Metastasen oder der Zeitpunkt der Diagnose vorlagen. 29 weitere Patienten wurden wegen Hirnmetastasen ausgeschlossen, da Patienten mit Hirnmetastasen gar nicht erst in die Dacarbazin-Studie eingeschlossen worden waren (Abbildung 10; Nutzenbewertung Ipilimumab, neues Anwendungsgebiet - IQWiG Bewertung vom 13. März, 2014).

Während des laufenden Verfahrens hatte der G-BA - wie auch schon im Verfahren von Dabrafenib - die ZVT per Addendum geändert. Hierbei wurde das Anwendungsgebiet in zwei Subpopulationen unterteilt. Für BRAF-V600-Mutation-<u>negative</u> Melanome wurde weiterhin Dacarbazin als ZVT festgelegt. Bei Patienten mit BRAF-V600-Mutation-<u>positiven</u> Melanomen wurde die ZVT auf Vemurafenib geändert. Die Änderung begründete der G-BA damit, dass „für Arzneimittel mit einer Wirkstoffklasse die gleiche ZVT heranzuziehen ist, um eine einheitliche Bewertung zu gewährleisten"

(Arzneimittelnutzenverordnung, 2010). Den indirekten Vergleich zwischen Ipilimumab und Vemurafenib hatte der pU bereits für das Verfahren in 2011 eingereicht. Dieser war jedoch zunächst nicht berücksichtigt worden.

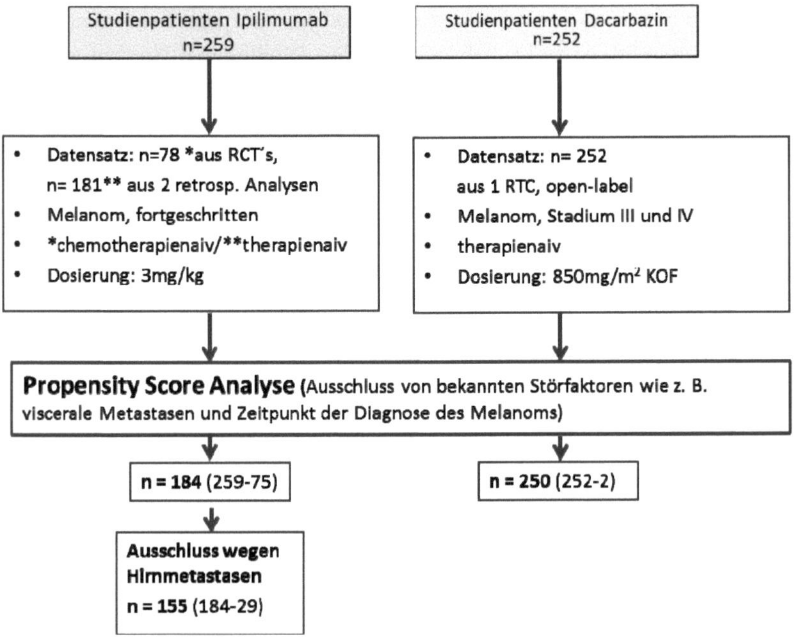

Abbildung 10: Nicht adjustierter indirekter Vergleich zwischen Ipilimumab und Dacarbazin

Das IQWiG sieht die Ergebnisse aus dem indirekten Vergleich unter Verwendung der Propensity-Score-Analyse aufgrund des Ausschlusses bekannter Störgrössen äusserst kritisch. Der pU hatte Patienten mit viszeralen Metastasen oder für die der Zeitpunkt der Diagnose nicht vorlag absichtlich ausgeschlossen, da diese Daten nicht in allen Studien erhoben wurden und daher die Vergleichbarkeit nicht gewährleistet sei. Demgegenüber zeigt das IQWiG, dass der Ausschluss dieser Patienten zu Verzerrungen zugunsten von Ipilimumab führt. In der Nutzenbewertung heisst es: „Beim Vergleich der medianen Überlebenszeit nach dem Ausschluss von Patienten aufgrund von fehlenden Daten und aufgrund von Hirnmetastasen (gruppiert nach

Propensity Score Klasse) auf beiden Seiten des indirekten Vergleiches werden die Auswirkungen des Ausschlusses der ca. 40% Patienten auf der Ipilimumab-Seite deutlich. Während die mediane Überlebenszeit auf der Dacarbazin-Seite in den Propensity Score Klassen mit 7 bis 12 Monaten erwartungsgemäss um den Median des gesamten Studienarms mit ca. 9 Monaten streut, zeigt sich auf der Ipilimumab-Seite ein deutlich anderes Bild. In jeder einzelnen Propensity Score Klasse (1-5) liegt das mediane Überleben auf der Ipilimumab-Seite (15 bis 29 Monate) nun höher als in jeder einzelnen Studie auf Basis aller Patienten (ca. 11 bis 14 Monate). Dies zeigt, dass auf der Ipilimumab-Seite diejenigen Patienten mit einer besonders schlechten Prognose aus der Auswertung ausgeschlossen wurden" (Nutzenbewertung Ipilimumab, neues Anwendungsgebiet - IQWiG Bewertung vom 13. März, 2014).

Beschlussfassung

Der G-BA sieht beim Endpunkt Mortalität den Therapieeffekt aufgrund der unsicheren Datenlage als nicht ausreichend gross an, um Verzerrungseffekte ausschliessen zu können. Auch die Auswertungen zu unerwünschten Ereignissen bleiben aus o. g. Gründen unberücksichtigt. Die Daten zur gesundheitsbezogenen Lebensqualität werden aufgrund des geringen Anteils berücksichtigter Patienten ausgeschlossen. Auf der Basis der vorgelegten Daten liegt kein Beleg für einen Zusatznutzen vor. Der Beschluss wurde bis zum 01. Dezember 2017 befristet.

6.3.3 Vemurafenib (Zelboraf®) - Melanom

Vemurafenib ist zugelassen als Monotherapie zur Behandlung von erwachsenen Patienten mit BRAF-V600-Mutation-positivem, nicht resezierbarem oder metastasiertem Melanom ohne Differenzierung mutationsspezifischer Subgruppen wie V600E, V600K und anderen.

In die Zulassungsstudie BRIM-3 wurden nicht chemotherapeutisch vorbehandelte Patienten mit nicht-resezierbarem Melanom der Stadien IIIC und IV eingeschlossen. Von den 675 eingeschlossenen Patienten wurde im Tumorgewebe von 655 Patienten die BRAF-V660E-Mutation nachgewiesen. 19 Patienten hatten Tumoren mit BRAF-V660K- und ein Patient mit V660D-Mutation. Die Studienpopulation stellt daher streng genommen eine Teilmenge der in der Zulassung beschriebenen Patientenpopulation dar.

Zulassungsdaten

Bei der BRIM-3-Studie (McArthur, 2015; NCT01006980) handelt es sich um eine multizentrische, unverblindete, zweiarmige Phase-III-Studie. 337 Patienten wurden in den Vemurafenib-Arm (960 mg, oral zweimal täglich) und 338 Patienten in den Dacabazin-Arm (1000 mg/m² KOF, intravenös alle 3 Wochen) randomisiert. Die Rekrutierungsphase fand von Januar 2010 bis Dezember 2010 statt.

Als co-primärer Studienendpunkt wurde das progressionsfreie Überleben und das Gesamtüberleben gewählt. Nach einem Jahr Laufzeit erfolgte die erste Zwischenanalyse. Das Gesamtüberleben nach 6 Monaten Behandlung betrug im Vemurafenib-Arm 84% [95% CI, 78-89%] und 64% [95% CI, 56-73%] bei den mit Dacarbazin behandelten Patienten. Die relative Risikoreduktion für den Todesfall bei den mit Vemurafenib behandelten Patienten lag nach der ersten Interimsanalyse [nach 98 Todesfällen] bei 63%. Die finale Analyse nach 196 Todesfällen ergab für das progressionsfreie Überleben im Vemurafenib-Arm ein um 74% reduziertes Risiko für entweder Krankheitsprogression oder den Todesfall im Vergleich zum Darcabazin-Arm [$p<0.001$ für beide Vergleiche]. Die Reduktion der Tumorgrösse war am deutlichsten in der mit Vemurafenib behandelten Patientengruppe: die Response-Rate betrug hier 48% im Vergleich zur Dacarbazin Gruppe mit 5%. Bereits vor dem ersten Datenschnitt konnten die Patienten bei Progression auf eine andere Behandlung des Melanoms wechseln, jedoch nicht von Dacarbazin auf Vemurafenib. Nach der ersten Interimsanalyse hatten die Patienten des Dacarbazin-Arms zusätzlich die Möglichkeit, in den Vemurafenib-Arm zu wechseln (Chapman, 2011).

Nebenwirkungen

Das IQWiG leitet aus den schweren und schwerwiegenden unerwünschten Nebenwirkungen, die durch Vemurafenib hervorgerufen werden, ein erhebliches Schadenspotenzial ab. Unerwünschte durch Vemurafenib hervorgerufene Nebenwirkungen waren Arthralgien, Hautausschläge, Fatigue, Alopezie, Keratoakanthome oder Plattenepithel-Karzinome, Lichtempfindlichkeit, Übelkeit und Durchfall. Für 38% der Patienten wurde aufgrund unerwünschter Nebenwirkungen eine Dosisanpassung vorgenommen (Chapman, 2011).

Die Arzneimittelkommission der deutschen Ärzteschaft (AkdÄ) merkt dazu an, dass sie die Nebenwirkungen „durchaus für relevant und auch für Patienten belastend, allerdings auch unter einer konsequenten dermatologischen Überwachung für therapierbar hält" (G-BA - frühe Nutzenbewertung, Mündl. Anh. v. 24. Juli 2012). Beispielsweise seien mittelgradige bis höhergradige Neutropenien für den Grossteil der Patienten kaum spürbar. Dies gelte auch für Hautläsionen, die unter Vemurafenib auftreten. In der Regel könne bei der Behandlung der Hautläsionen sogar die volle Dosierung von Vemurafenib beibehalten werden (G-BA - frühe Nutzenbewertung, Mündl. Anh. v. 24. Juli 2012).

Die AkdÄ unterstreicht ebenfalls die Schwierigkeit der Gewichtung des Endpunktes Gesamt-Überleben gegenüber den Nebenwirkungen: Hautläsionen gegen Mortalität zu rechnen sei hochproblematisch. Die Gewichtung sei ein „grundsätzliches Problem, bei dem derzeit eigentlich nur Bauchentscheidungen getroffen werden". Jedoch werde diese Problematik auch bei zukünftigen Verfahren zu onkologischen Produkten auftreten. Hingewiesen wurde auch darauf, dass die erste Auswertung im Rahmen der Studie zu einem sehr frühen Zeitpunkt erfolgt ist und generell „Phase III Studien auf Wirksamkeit abzielen, aber nicht darauf, das gesamte Spektrum an unerwünschten Wirkungen zu zeigen" (G-BA - frühe Nutzenbewertung; Mündl. Anh. v. 24. Juli 2012).

Nebenwirkungen werden zwar entsprechend ihres Schweregrades von 1 bis 4 beurteilt, jedoch werden Nebenwirkungen allein bisher nicht gegeneinander gewichtet. Die DGHO schlägt eine Kategorisierung von Nebenwirkungen vor in symptomatisch/nicht symptomatisch und reversibel/behandelbar bzw. nicht reversibel/nicht behandelbar (G-BA - frühe Nutzenbewertung; Mündl. Anh. v. 24. Juli 2012) .

Gesundheitsbezogene Lebensqualität

Die gesundheitsbezogene Lebensqualität wurde in der BRIM-3-Studie mit Hilfe des Krebserkrankungs -und Melanom-spezifischen FACT-M Fragebogens erhoben. Dieser besteht aus sechs gesundheitsbezogenen Subskalen, die physisches, soziales und emotionales Wohlbefinden mit einschliesst. Den Patienten werden unter der Subskala „funktionelles Wohlbefinden" Fragen zur Akzeptanz der Erkrankung, zur Lebensfreude, zur beruflichen Erfüllung und zur Fähigkeit, der Arbeit nachzugehen gestellt. Eine ähnliche Mischung von Fragen ist unter der 5. Subskala „zusätzliche

Bedenken“ zusammengefasst. Konkrete Fragen zur chirurgischen Melanombehandlung werden in der 6. Subskala abgefragt (FACT-M Fragebogen). In der BRIM-3-Studie wurde die chirurgische Komponente jedoch ausgelassen, da die Patienten in der Studie nicht operiert wurden. Dies war zwar aus der Sicht des IQWiG nachvollziehbar, jedoch sei durch die verkürzte Version der FACT-M-Gesamtscore nicht mehr vollständig zu errechnen und der Fragebogen damit insgesamt nicht validiert gewesen (Nutzenbewertung Vemurafenib - IQWiG Bewertung vom 13. Juni, 2012).
Das Verzerrungspotenzial für den Endpunkt gesundheitsbezogene Lebensqualität wurde daher vom IQWiG als hoch eingeschätzt. Für Vemurafenib zeigte sich auf der einen Seite ein Vorteil im physischen Wohlbefinden und auf der anderen Seite ein Nachteil für emotionales Wohlbefinden im Vergleich zu Dacarbazin. Hierbei könne ein irrelevanter Effekt in beiden Fällen nicht sicher ausgeschlossen werden (Nutzenbewertung Vemurafenib - IQWiG Bewertung vom 13. Juni, 2012).

Studienendpunkte

Das IQWiG bestätigt deshalb für den Endpunkt Gesamtüberleben ein hohes Verzerrungspotential. Dies wird damit begründet, dass die Patienten nach der ersten Interimsanalyse die Möglichkeit hatten, vom Dacarbazin-Arm in den Vemurafenib-Arm zu wechseln. Der pU räumt eine Verzerrung nur für die Datenschnitte ein, die nach dem Cross-Over durchgeführt wurden. Die Endpunkte PFS und Tumoransprechen wurden als nicht validiert angesehen und daher nicht zur Nutzenbewertung herangezogen.

Begleitdiagnostik

In der mündlichen Anhörung stellte sich die Frage nach der Validität des eingesetzten Testverfahrens zum Nachweis der BRAF-Mutationen. In der BRIM-3-Zulassungsstudie wurde ausschliesslich der Cobas-Test (Chapman, 2011) verwendet. Im Behandlungsalltag würden jedoch überwiegend andere Testverfahren eingesetzt. Es gebe in Deutschland nur ca. 10-15 Institute, die das Cobas-Verfahren verwenden (Nutzenbewertung Vemurafenib - Mündliche Anhörung vom 24. Juli, 2012).

Beschlussfassung

In der Gesamtbeurteilung wird der Zusatznutzen von Vemurafenib durch den G-BA mit „einem Hinweis für einen beträchtlichen Zusatznutzen" bewertet. Einen Beleg für einen beträchtlichen Zusatznutzen lasse die unzureichende Studienlage derzeit nicht zu, da nur Daten aus der BRIM-3-Studie ausgewertet werden konnten und die Patientenzahl in dieser Studie nicht ausreichend hoch gewesen sei. Der Beschluss wurde auf ein Jahr befristet (Nutzenbewertung Vemurafenib - G-BA Tragende Gründe vom 06. September, 2012):

6.3.4 Vemurafenib (Zelboraf®)-Melanom-neuer Beschluss nach Fristablauf

Für die erneute Nutzenbewertung nach Ablauf der Frist wurden weitere Daten aus der Zulassungsstudie BRIM-3 zur Verfügung gestellt. Ausserdem wurde vom Hersteller eine Indikationserweiterung (Erstlinienbehandlung) angestrebt. Die nachgereichten Daten umfassten neue Daten zum Endpunkt Gesamtüberleben sowie zum Endpunkt Nebenwirkungen. Zusätzlich wurden neue Subgruppenanalysen (Nachsequenzierung des BRAF-Mutations-Status) eingereicht.

Zulassungsdaten

Das mediane Gesamtüberleben im Vemurafenib-Arm mit 13,6 Monaten [95% CI 12.0–15.2] war gegenüber dem OS im Darcabazin-Arm mit 9,7 Monaten [95% CI 7.9–12.8] signifikant verlängert ($p=0.0008$). Das progressionsfreie Überleben war mit 6,9 Monaten [95% CI 6.1–7.0] gegenüber 1,6 Monaten [1.6–2.1] ebenfalls signifikant verlängert ($p<0.0001$). Die häufigsten Grad-3 -und Grad-4 Nebenwirkungen im Vemurafenib-Arm waren Plattenepithelkarzinome an der Hautoberfläche bei 65 von 337 Patienten (19%); 34 Patienten (10%) entwickelten ein Keratoakanthom, 30 Patienten (9%) zeigten einen Hautausschlag und 38 (11%) Patienten hatten abnormale Leberfunktionswerte. Im Dacarbazin-Arm entwickelten 26 von 287 Patienten (9%) eine Neutropenie. Acht Patienten verstarben im Vemurafenib-Arm und sieben im Dacabazin-Arm (McArthur, 2015).

Historischer Vergleich von Vemurafenib mit Dacarbazin

Ein vom Hersteller durchgeführter historischer Vergleich wurde vom IQWiG nicht in die Bewertung eingeschlossen. Nach Auffassung des IQWiG lieferte

dieser Vergleich keine neuen Erkenntnisse hinsichtlich des Zusatznutzens von Vemurafenib im Vergleich zu Dacarbazin. Das IQWiG interpretierte die Ergebnisse dahingehend, dass die Patienten der BRIM-3-Studie „offenbar eine bessere Prognose hatten als die Patienten der älteren Studien" (Nutzenbewertung Vemurafenib, Neubewertung nach Fristablauf - IQWiG Bewertung vom 11. Dezember, 2013).
Die DGHO merkt an, dass sie den historischen Vergleich für überflüssig hält, allerdings zweifelt sie die Daten der BRIM-3-Studie aus dem Vergleichsarm mit Dacarbazin nicht an. Auch bei den Zulassungsstudien für Ipilimumab und Dabrafenib habe der Vergleichsarm mit Dacarbazin eine geringere Effektivität gezeigt als die Verum-Arme. Wichtig sei, dass sich die Versorgungsrealität dahingehend geändert habe, dass Patienten aufgrund der deutlich schlechteren Effektivität nicht mehr mit Dacarbazin alleine behandelt werden dürfen. Daher könne man hierzu auch keine Studie mehr durchführen (Nutzenbewertung Vemurafenib, Neubewertung nach Fristablauf - Mündliche Anhörung vom 28. Januar, 2014).

Subgruppenanalysen der BRAF-V600-Mutationen

Im ersten Verfahren der frühen Nutzenbewertung für Vemurafenib wurden die spezifischen Subgruppen für den BRAF-V600-Mutationsstatus wie V600E, V600K und andere vom IQWiG nicht ausgewertet, da dieser nur für etwa ein Drittel der Patienten bestimmt worden war. Auch die neu durchgeführten Subgruppenanalysen wurden aufgrund der Unsicherheiten bei wenigen Patienten ohne valide Sequenzierungsergebnisse (14 von 675) aus der Bewertung ausgeschlossen (Nutzenbewertung Vemurafenib, Neubewertung nach Fristablauf - IQWiG Bewertung vom 11. Dezember, 2013).

Beschlussfassung

In der Gesamtbeurteilung des 2. Verfahrens zu Vemurafenib wird der Zusatznutzen von Vemurafenib durch den G-BA erneut mit „einem Hinweis für einen beträchtlichen Zusatznutzen" bewertet. Die Möglichkeit des Cross-Overs nach der ersten Datenanalyse führe bei den nachfolgenden Datenschnitten zu einem erhöhten Verzerrungspotenzial auf Endpunktebene. Der vom pU nachgereichte historische Vergleich von Überlebensdaten der BRIM-3-Studie mit Überlebensdaten von Dacarbazin aus publizierten Studien „liefert zur Frage des Zusatznutzens von Vemurafenib gegenüber Dacarbazin keine neuen Informationen und stellt die Ergebnisse der BRIM-3-Studie nicht in Frage". Der Beschluss ist unbefristet (Nutzenbewertung Vemurafenib, Neubewertung nach Fristablauf - G-BA Beschluss vom 06. März, 2014).

6.3.5 Dabrafenib (Tafinlar®) – Melanom

Dabrafenib ist - genau wie auch Vemurafenib - zugelassen als Monotherapie zur Behandlung von erwachsenen Patienten mit BRAF V600 Mutation-positivem nicht resezierbarem oder metastasiertem Melanom.
In die Zulassungsstudie wurden erwachsene Patienten mit BRAF-V-600 Mutation-positivem Melanom mit fortgeschrittenem, nicht resezierbarem Stadium III oder metastasiertem Melanom (Stadium IV) eingeschlossen. Die Studienpopulation stellt daher eine Teilmenge der Zulassungspopulation dar.
Eine Besonderheit dieses Verfahrens war es, dass der G-BA während des laufenden Verfahrens im Rahmen eines Addendums die zweckmässige Vergleichstherapie von Dacarbazin auf Vemurafenib geändert hat. Zudem legte der pU eine Auswertung zur Validierung des Surrogatendpunktes PFS anstelle von OS vor.

Zulassungsdaten

Die Nutzenbewertung beruht auf einer randomisierten, doppelblinden, aktiv kontrollierten Studie (BREAK-3) die zum Zeitpunkt der Nutzenbewertung noch nicht abgeschlossen war und voraussichtlich im September 2016 abgeschlossen sein wird (Clinical Trials Gov, 2015, NCT01227889). Nach Krankheitsprogression bestand die Möglichkeit für Patienten im Dacarbazin-Arm, in die Behandlung mit Dabrafenib zu wechseln (Cross-Over).
Alle progredienten Patienten sowohl im Dabrafenib-Arm als auch im Dacarbazin-Arm konnten nach Progression andere Melanom-Therapien erhalten. Alle Daten nach dem Therapiewechsel in den Dacabazin-Arm oder andere Therapien gingen in die Auswertung des Gesamtüberlebens ein.
Durch ein Prüfplan-Amendment konnten Patienten im Dabrafenib-Arm nach einem radiologisch bestimmten Progress auch mit Dabrafenib weiterbehandelt werden, sofern ein klinischer Vorteil vorlag. Nach einem weiteren Prüfplan-Amendment konnten Patienten im Dacarbazin-Arm nach Bestätigung durch den Prüfarzt bereits vor Krankheitsprogression aufgrund der positiven Ergebnisse in Bezug auf das progressionsfreie Überleben aus der primären Analyse auf die Therapie mit Dabrafenib wechseln.

Indirekter adjustierter Vergleich Dabrafenib vs Vemurafenib

Der pU legte Daten aus einem adjustierten indirekten Vergleich vor, bei dem Dabrafenib mit Vemurafenib über den Brückenkomparator Dacarbazin verglichen wurde. Für den Vergleich wurden die Daten aus den Zulassungsstudien BREAK-3 und BRIM-3 verwendet (Abbildung 11). Das IQWiG schätzt die Daten aus den jeweiligen Dacarbazin-Vergleichsarmen hinsichtlich der Einschlusskriterien sowie des Therapieregimes in Bezug auf Dacarbazin als vergleichbar ein. Es sei jedoch nicht abschliessend beurteilbar, „ob die Patienten hinsichtlich ihrer Prognose hinreichend vergleichbar" seien. Eine methodisch adäquate Überprüfung der Homogenität und Konsistenz sei nicht möglich, da jeweils nur eine Studie für den paarweisen Vergleich vorliege. Deshalb sei die Aussagekraft des indirekten Vergleichs äusserst eingeschränkt (Nutzenbewertung Dabrafenib - IQWiG Bewertung vom 23. Dezember, 2013).

BREAK-3
Dacarbazin vs Dabrafenib

Indirekter Vergleich

BRIM-3
Dacarbazin vs Vemurafenib

Abbildung 11: indirekter Vergleich Dabrafenib und Vemurafenib

Validierung des progressionsfreien Überlebens als Surrogatendpunkt für Gesamtüberleben

Die vom pU vorgelegte Auswertung zur Validierung des Surrogatendpunktes PFS anstelle von OS wurde nicht vom IQWiG akzeptiert, da eine differenzierte Auswertung zwischen zielgerichteter Therapie und Chemotherapie fehle. Das IQWiG übt auch Kritik an der biometrischen Methodik des pU. Durch die „Verwendung des einfachen linearen Modells kann die Variabilität der zugehörigen Schätzwerte bei der Modellierung des Zusammenhangs der Effekte von progressionsfreiem Überleben und Gesamtüberleben nicht berücksichtigt werden" (Nutzenbewertung Dabrafenib - IQWiG Bewertung vom 23. Dezember, 2013).

Gesundheitsbezogene Lebensqualität

Die gesundheitsbezogene Lebensqualität wurde in der BREAK-3 Studie mithilfe der Symptomskalen des für Krebserkrankungen spezifischen EORTC-Fragebogens QLQ-C30 und des generischen Fragebogens EQ-5D erhoben.

Der EQ-5D-Fragebogen erfasst 5 verschiedene Dimensionen des aktuellen Gesundheitszustands wie Mobilität, die Fähigkeit, für sich selbst zu sorgen und alltäglichen Tätigkeiten nachzugehen. Ausserdem werden Schmerzen und Ängste/Depressionen erfasst. Der EQ-5D enthält zusätzlich eine visuelle Analogskala zur Selbstbewertung, die den aktuellen Gesundheitszustand insgesamt erfassen soll. Grundsätzlich schätzt das IQWiG den EQ-5D als valide ein. Jedoch wurden die Lebensqualitätsdaten aus dem EQ-5D-Fragebogen nicht in die Bewertung eingeschlossen, da der EQ-5D-Index-Wert nur als Nutzwert, nicht als Nutzenparameter akzeptiert wurde. Der Nutzwert dient als Basis für die Berechnung von QALYs. Die Ergebnisse aus der visuellen Analogskala wurden ebenfalls nicht ausgewertet, da diese bereits durch die entsprechende Subskala des EORTC QLQ-C30 abgebildet wurden.

Nebenwirkungen

Das IQWiG beanstandet, dass aufgrund der unterschiedlich langen Behandlungsdauer im Dabrafenib-Arm (Median 4,9 Monate) und im Dacarbazin-Arm (Median 2,8 Monate) eine „Verzerrung zu ungunsten von Dabrafenib“ vorliegen könne. Da laut G-BA die Verzerrung nicht bewertet werden könne, sei für den indirekten Vergleich zwischen Dabrafenib und Vemurafenib das Ausmass des Zusatznutzens nicht beurteilbar. Daher lägen für den Endpunkt Nebenwirkungen keine aussagekräftigen Nachweise zur Bewertung des Zusatznutzens von Dabrafenib gegenüber der zweckmässigen Vergleichstherapie vor.

Beschlussfassung

Durch den Therapiewechsel von Dacarbazin auf Dabrafenib wurde das Verzerrungspotenzial der Studie BREAK-3 auf Studienebene und auch auf die Effekte der anderen untersuchten patientenrelevanten Endpunkte als hoch eingestuft.

Auch nach Änderung der zuerst festgelegten ZVT Dacarbazin auf Vemurafenib hatte der G-BA für Dabrafenib keinen Zusatznutzen abgeleitet. Der Beschluss wurde bis zum 1.10.2017 befristet und mit deutlichen

Forderungen an eine bessere Datenlage versehen (Nutzenbewertung Dabrafenib - G-BA Tragende Gründe vom 03. April, 2014).

7 Diskussion der Ergebnisse

Die Auswertung onkologischer Studiendesigns für die Nutzenbewertungen bis einschliesslich Januar 2015 zeigt, dass der primäre Studienendpunkt progressionsfreies Überleben bei einem Drittel der Studien zur Zulassung geführt hat. Nimmt man auch die Studien hinzu, bei denen PFS als co-primärer Studienendpunkt erhoben wurde, war PFS sogar bei mehr als der Hälfte der Studien zulassungsrelevant. Jedoch haben das IQWiG und der G-BA nur in einem Verfahren diesen Endpunkt beim Gesamturteil zum Zusatznutzen berücksichtigt.

Ein anderer Endpunkt, der seit Einführung der frühen Nutzenbewertung an Bedeutung zugenommen hat, ist die gesundheitsbezogene Lebensqualität. Immerhin wurden bei mehr als der Hälfte der Studien, die Daten zur Lebensqualität vorgelegt haben, diese Ergebnisse vom IQWiG zur Nutzenbewertung herangezogen.

Obwohl vier Fünftel der onkologischen Präparate mit einem Zusatznutzen belegt wurden, gab es viele Kritikpunkte vom IQWiG an der methodischen Auswertung der Daten, oder die Datenlage war nicht ausreichend, um den Zusatznutzen zu quantifizieren.

Die 5 analysierten Verfahren zum Melanom sind ein gutes Beispiel für häufig genannte Kritikpunkte des IQWiG/G-BA an den Ergebnissen aus onkologischen Zulassungsstudien. Die wichtigsten Kritikpunkte und Anforderungen sind:

- Unzureichende Übereinstimmung zwischen zugelassener Indikation und Indikation der Zulassungsstudie.
- Fehlende Validierung von Surrogatendpunkten als primäre Studienendpunkte.
- Verzerrungspotential auf Studienebene durch Cross-Over Design.
- Beurteilung und Gewichtung von Nebenwirkungen.
- Geringer Rücklauf der Fragebögen zur Lebensqualität.
- Validierung der Begleitdiagnostik für stratifizierende Tumortherapie.

Darüber hinaus stellt die zunehmende Stratifizierung der Tumortherapie neue Herausforderungen an Diagnostik, Therapie-Monitoring und auch an die Konzeption klinischer Studien mit zielgerichteten Krebstherapien.

Da der überwiegende Teil der klinischen Studien in der Onkologie, die bis einschliesslich Januar 2015 in die Auswertungen der frühen Nutzenbewertung eingegangen sind, grösstenteils vor Inkrafttreten des AMNOG konzipiert wurden, bestehen bei allen jetzt startenden klinischen Studien Chancen, methodische Mängel am Studiendesign zu vermeiden. Möglich wird dies durch frühzeitige Absprachen und durch verstärkte kontinuierliche Zusammenarbeit zwischen G-BA, IQWiG, regulatorischen Behörden, pU und medizinischen Fachgesellschaften.
In der methodischen Herangehensweise bei der Bewertung von neu zugelassenen Medikamenten unterscheiden sich Zulassungsbehörden und HTA-Behörden[4] deutlich voneinander. Der Schwerpunkt in der Fragestellung von IQWiG und G-BA ist, ob eine von verschiedenen Therapiealternativen mehr nützt als eine andere. Beide Institutionen berufen sich dabei auf die Methodik der evidenzbasierten Medizin, d. h. auf retrospektive Analysen der bereits vorhandenen Daten, die zur Zulassung geführt haben. Bei der Zulassung steht die Frage im Vordergrund: „ist die Prüfmedikation wirksam und sicher?". Methodisch nachgewiesen wird dies durch eine konfirmatorische Aussage mit Hypothesentest zum primären Endpunkt der Studie durch signifikante Überlegenheit oder Nichtunterlegenheit (ICH E9 guideline, 1998), Abbildung 12).

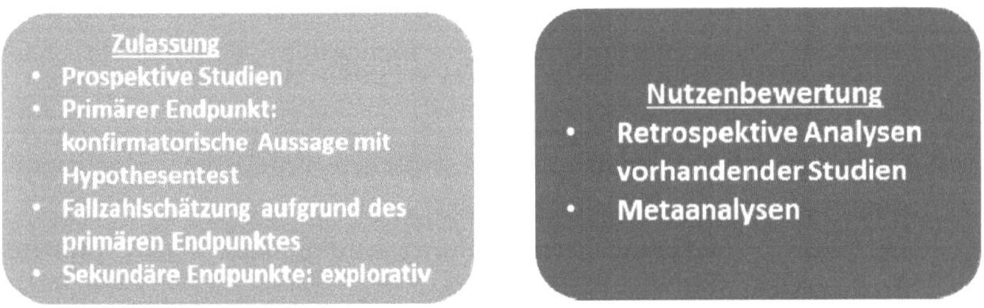

Abbildung 12: Methodische Unterschiede im Zulassungsverfahren und in der Nutzenbewertung

Ausserdem unterscheiden sich die Zielsetzungen bei der Zulassung und bei der frühen Nutzenbewertung. Das Zulassungsverfahren überprüft die Qualität, Wirksamkeit und Unbedenklichkeit eines neuen Wirkstoffes. Der G-

[4] In der vorliegenden Arbeit sind mit HTA-Behörden das IQWiG und der G-BA gemeint.

BA und das IQWiG erarbeiten die wissenschaftliche Basis für Entscheidungen im Gesundheitssystem mit der Absicht, eine patientengerechte Versorgung zu gewährleisten und überflüssige Therapien zu vermeiden. Hierdurch soll eine Einsparung von Kosten im Gesundheitssystem erreicht werden.

In den bisher durchgeführten Verfahren wurde von den HTA-Behörden sehr häufig der Mangel an Daten zur vollständigen Beurteilung des Zusatznutzens beanstandet. In zukünftigen Zulassungsstudien sollten Endpunkte, die bei der frühen Nutzenbewertung eine wichtige Rolle spielen, aufgenommen werden. Hierzu gehören beispielsweise verschiedene Parameter der gesundheitsbezogenen Lebensqualität und die Erfassung von Daten nach der ersten Krankheitsprogression. Ausserdem spielt auch die Bestimmung der zugelassenen Indikation eine entscheidene Rolle. Die methodischen Aspekte wie auch die speziellen Anforderungen der stratifizierten Tumortherapie an zukünftige Studiendesigns werden nachfolgend ausführlicher diskutiert.

7.1 Unzureichende Übereinstimmung zwischen zugelassener Indikation und Indikation der Zulassungsstudie

Vor Zulassung wird die Indikation in einem komplexen Prozess durch die Zulassungsbehörden festgelegt. Diese ist jedoch häufig nicht zu 100% identisch mit der Indikation in der Zulassungsstudie, für die der Wirksamkeitsnachweis vorliegt. Ipilimumab ist beispielsweise zugelassen für Patienten mit Melanom im fortgeschrittenen Stadium, in die Zulassungsstudie wurden jedoch nur Patienten im Statium III und IV eingeschlossen, die positiv auf den HLA-A*0201-Genotyp getestet wurden. Das IQWiG bzw. der G-BA beziehen sich in der Nutzenbewertung auf den Zulassungstext der Fachinformation. Der gesamte Prozess, der zur Festlegung der Zulassungsindikation führt, bleibt aber unberücksichtigt. Ein Schritt in die richtige Richtung könnten adaptive Studiendesigns sein, bei denen mehrere Studienarme gleichzeitig starten mit unterschiedlicher Indikation, z. B. verschiedene Genotypen des Melanoms [s. auch Abschnitt 7.8]. Dadurch könnte die Zulassungsindikation präziser bestimmt und in der Fachinformation ausgewiesen werden.

7.2 Fehlende Validierung von Surrogatendpunkten als primäre Studienendpunkte

Bei 5 von 6 Zulassungsstudien, die das progressionsfreie Überleben als primären Endpunkt erhoben hatten, wurde dieser Endpunkt vom IQWiG nicht beim Gesamturteil des Zusatznutzens berücksichtigt. Die einzige Ausnahme bildete die EMBRACE-Zulassungstudie für Eribulin.

Bei europäischen Zulassungsverfahren werden in der Regel das progressionsfreie Überleben und andere Surrogatendpunkte zum Nachweis der Wirksamkeit als primäre Studienendpunkte akzeptiert. Die EMA empfiehlt für die Wahl des primären Endpunktes entweder das Gesamtüberleben (OS) oder das progressionsfreie (PFS) bzw. das krankheitsfreie Überleben (DFS). Wenn PFS/DFS als kombinierter primärer Endpunkt gewählt wurde, sollte das Gesamtüberleben als sekundärer Endpunkt erfasst werden und umgekehrt. Die Wahl alternativer Endpunkte wie die Zeit bis zur Tumorprogression bzw. bis zum Therapieversagen (TTP, TTF) oder das ereignisfreie Überleben (EFS) sollte nur in Ausnahmefällen erfolgen und speziell begründet werden (EMA Guideline on the evaluation of anticancer medicinal products in man, 2013).

In der ICH E9 guideline werden Kriterien für valide Surrogatendpunkte genannt. Dort heisst es: "In practice, the strength of the evidence for surrogacy depends upon (i) the biological plausibility of the relationship, (ii) the demonstration in epidemiological studies of the prognostic value of the surrogate for the clinical outcome and (iii) evidence from clinical trials that treatment effects on the surrogate correspond to effects on the clinical outcome. Relationships between clinical and surrogate variables for one product do not necessarily apply to a product with a different mode of action for treating the same disease" (ICH E9 guideline, 1998). Neben der biologischen Rationale und der Überprüfung als prognostischer Faktor muss also für jede Neuzulassung in weiteren klinischen Studien dargestellt werden, ob Surrogat und klinischer Endpunkt im Effekt übereinstimmen.

Der G-BA hat vor Einführung des AMNOG das IQWiG mit der Bewertung der Aussagekraft von Surrogatendpunkten speziell in der Onkologie beauftragt. Ziel der Untersuchung war es, Empfehlungen für deren Validierung darzustellen. Nach dem im November 2011 veröffentlichten Bericht erscheint eine Validierung grundsätzlich möglich. Der Nachweis einer Korrelation zwischen Surrogat und klinischem Endpunkt reicht jedoch, wie in

der ICH-E9 Richtlinie genannt, zur Surrogatvalidierung nicht aus. Hierzu werden umfangreiche Daten benötigt, vorzugsweise Meta-Analysen von mehreren randomisierten Studien mit ausreichender Ergebnissicherheit. In diesen Studien müssen sowohl das Surrogat als auch der klinische Endpunkt erhoben und mit primär korrelationsbasierten Verfahren überprüft worden sein (IQWiG Allgemeine Methoden Version 4.2, 2015). Das bedeutet, dass für jede angestrebte Zulassung oder Indikationserweiterung eigene Validierungsstudien notwendig sind. Deren Durchführung ist nur unter grösstem Zeitaufwand möglich.
Im Verfahren von Dabrafenib legte der pU eine Surrogat-Valdierung des Endpunktes PFS vor, die jedoch vom IQWiG/G-BA aufgrund der unzureichenden Datenlage nicht akzeptiert wurde.
Tatsächlich zeigen viele Studien eine Verbesserung des progressionsfreien Überlebens ohne dabei das Gesamtüberleben zu verbessern. Bisher konnte dieser Zusammenhang nur für das kolorektale Karzinom und für das Ovarialkarzinom (Sherill, 2012) gezeigt werden.
Das PFS eignet sich als primärer Endpunkt nur, wenn die Lebenserwartung bei der jeweiligen Tumorerkrankung ohnehin gering ist. Eine umfangreiche Metaanalyse, die Zulassungsstudien für verschiedene solide Tumoren im fortgeschrittenen Stadium zwischen 2000 bis 2010 umfasste, führte zu folgendem Ergebnis: betrug die Überlebenszeit nach dem ersten Progress weniger als 12 Monate, bestand eine deutliche Korrelation zwischen PFS und OS. Dauerte die Postprogressionsphase länger als 12 Monate, so war die Korrelation wesentlich geringer ausgeprägt. Um auch für Indikationen mit einer längeren Postprogessionsphase die Wirksamkeit einer Therapie nachzuweisen, eignen sich die patientenberichtete Symptomatik (PRO) und das PFS als co-primäre Endpunkte (Amir, 2012).
Für den G-BA ist gegenwärtig das Gesamtüberleben der bevorzugte primäre Studienendpunkt. Jedoch dürfte OS auch in Zukunft als alleiniger primärer Endpunkt bei schwerwiegenden Erkrankungen wie Krebs in Frage gestellt werden, denn eine Verlängerung des Lebens, gerade wenn diese mit starken Einschränkungen der Lebensqualität, insbesondere der Mobilität und Schmerzen verbunden ist, würde aus Patientensicht nicht unbedingt als Vorteil empfunden werden. Daher sollte in zukünftigen klinischen Studien grundsätzlich die gesundheitsbezogene Lebensqualiät als co-primärer Endpunkt mit OS erhoben werden.

7.3 Verzerrungspotential auf Studienebene durch Cross-over-Design

Bei mehr als einem Drittel der im Rahmen der vorliegenden Arbeit ausgewerteten Zulassungsstudien (7 von 18) war ein so genanntes „Cross-Over"-Design möglich. Bei den heutigen Phase-III-Studien in der Onkologie ist jedoch nicht das ursprüngliche Cross-Over Prinzip gemeint, bei dem jeder Patient beide Behandlungen in zwei aufeinanderfolgenden Perioden erhält. Vielmehr handelt es sich um einen Therapiewechsel, d. h. der Patient kann nach einer definierten Zwischenanalyse in den Verum-Arm wechseln, wenn zu diesem Zeitpunkt bereits ein medizinischer Nutzen im Vergleich zum Kontroll-Arm vorliegt. Je nach Studiendesign ist es auch möglich, dass die Patienten eine andere Therapiealternative erhalten.

In den bereits vorliegenden Nutzenbewertungen/Anhörungen zum Melanom wird die Problematik des Cross-Over-Designs deutlich: Einerseits erfordern ethische Massstäbe die Behandlung mit dem Wirkstoff, welcher den grössten klinischen Vorteil für den Patienten zeigt. Sobald entsprechende klinische Nachweise vorliegen kann also ein Therapiewechsel erfolgen. Anderseits verzerrt der Therapiewechsel nach statistischen Massstäben das Ergebnis auf das Gesamtüberleben. Das Ausmass der Verzerrung ist abhängig von der Anzahl der wechselnden Patienten und vom Zeitpunkt, an dem der Therapiewechsel vorgenommen wird. Der generelle Ausschluss von Therapieabbrechern oder -wechslern führt zu einem schwerwiegenden Selektions-Bias.

Es gibt bereits komplexe statistische Verfahren, die eine durch den Therapiewechsel hervorgerufene Verzerrung korrigieren sollen. Bei diesen Methoden werden jedoch unüberprüfbare Annahmen getroffen, z. B. dass die Überlebensraten bei unbehandelten Patienten in einer Studie gleich sind, wenn die Patienten keine Therapie erhalten würden. Bis zum jetzigen Zeitpunkt existiert demnach keine optimale Methode, die alle Szenarien abdeckt (Latimer, 2015).

7.4 Beurteilung und Gewichtung von Nebenwirkungen (NW)

Nebenwirkungen in der Onkologie werden mit Hilfe der „Common Terminology Criteria for Adverse Events" (CTCAE) erfasst und in verschiedene Schweregrade eingeteilt (Common Terminology Criteria for Adverse Events (CTCAE), Version 4, 2010). In der frühen Nutzenbewertung werden die Nebenwirkungen als gleichrangige Endpunkte zusammen mit

Endpunkten für Morbidität und Mortalität zur Bewertung des Zusatznutzens herangezogen (Arzneimittelnutzenverordnung, 2010). Bisher ist in den Verfahren zur frühen Nutzenbewertung der klinische Schweregrad (Grading) der Nebenwirkung ausschlaggebend. In den ersten Verfahren zu Ipilimumab und Vemurafenib hat sich jedoch eine qualitativ patientennähere Erfassung von Nebenwirkungen (NW) wie folgt herauskristallisiert:

- Einteilung von NW in die Kategorien „behandelbar" oder „nicht behandelbar"
- Beurteilung des Zusammenhangs zwischen NW und gesundheitsbezogener Lebensqualität
- Gewichtung von NW untereinander
- Gewichtung von NW gegenüber anderen Endpunkten wie z. B. Gesamtüberleben
- Dauer und Belastung einer einzelnen NW für den Patienten
- Langzeitnebenwirkungen
- Häufigkeit einer einzelnen NW (z. B. Neutropenie) pro Patient

Um eine patientennähere Erfassung von Nebenwirkungen zu ermöglichen, wurde die CTCAE-Klassifikation um die patientenberichtete Symptomatik ergänzt (Patient reported outcomes version of the CTCAE, 2014; Basch, 2014). Die Anwendung der PRO-CTCAE Klassifikation befindet sich derzeit in der klinischen Testung. Die Recherche in Clinical Trials Gov ergab 15 aktive Studien, von denen 5 abgeschlossen sind (Clinical Trials Gov, 2015). Inwieweit sich die neue Klassifikation in europäischen Zulassungsstudien etablieren wird und welche Auswirkungen dies auf die frühe Nutzenbewertung in Deutschland hat, bleibt abzuwarten.

7.5 Geringer Rücklauf der Fragebögen zur Lebensqualität

In 4 von 7 Zulassungsstudien, bei denen die Daten zur gesundheitsbezogenen Lebensqualität vom IQWiG nicht ausgewertet wurden, war die geringe Rücklaufquote der Grund. Das IQWiG bzw. der G-BA fordern für die Akzeptanz der Ergebnisse eine Rücklaufquote von mindestens 70% (IQWiG Allgemeine Methoden Version 4.2, 2015). Interessanterweise wurden aber die HR-QoL-Daten in den Verfahren für Ipilimumab und Radium-223-Dichlorid trotz einer Rücklaufquote von unter 70% akzeptiert. Die Kriterien für die

Akzeptanz von HR-QoL Daten sind demzufolge nicht in allen Verfahren einheitlich.
Die Gründe für geringe Rücklaufraten bleiben unklar. Vermutlich sind für Patienten mit vorangeschrittener Erkrankung andere Dinge wichtiger als ein zusätzlich auszufüllender Fragebogen. Eventuell wurden aber auch Sinn und Zweck des Fragebogens nur unvollständig oder gar nicht erklärt.
Wichtig ist, dass die in klinischen Studien zum Einsatz kommenden indikationsspezifischen Fragenbögen validiert sind. In immerhin zwei Verfahren wurden die Ergebnisse zur HR-QoL aufgrund der fehlenden Validierung nicht akzeptiert.
Auch die Vergleichbarkeit der erhobenen Daten zur Lebensqualität aus verschiedenen klinischen Studien müsste in Zukunft gewährleistet sein. In einer umfangreichen Untersuchung des NCI wurde ein Kernsatz von 12 krankheits- und behandlungsrelevanten Symptomen identifiziert, welcher die Vergleichbarkeit der Daten aus verschiedenen klinischen Studien und aus Beobachtungsstudien ermöglichen soll (Reeve, 2014).
Der Zusammenhang zwischen HR-QoL und anderen klinischen Endpunkten wurde bisher nur selten untersucht. Siena et al. konnten in einer explorativen Analyse zeigen, dass bei Patienten mit fortgeschrittenem Darmkrebs das Ansprechen auf die Behandlung mit Panitumumab mit verringerter Symptomatik und verbesserter gesundheitsbezogener Lebensqualität verbunden war (Siena, 2007).

7.6 Validierung der Begleitdiagnostik für stratifizierte Tumortherapie

Zielgerichtete Krebstherapien haben bereits seit längerem Eingang in die klinische Onkologie gefunden. Jedoch können diese innovativen Behandlungsstrategien nur dann optimal eingesetzt werden, wenn vor Beginn der Behandlung mit Hilfe eines validierten, hochsensitiven Wirksamkeitstests nachgewiesen wird, dass im Tumor die spezifischen Angriffspunkte [Targets] auch tatsächlich vorhanden sind. Inzwischen wird die dafür notwendige Begleitdiagnostik [Companion-Diagnostik] bereits zusammen mit dem Medikament entwickelt (Moschos, 2012). Bei den Wirkstoffen Dabrafenib und Vemurafenib zur Behandlung des Melanoms sind vorherige Wirksamkeitstest für deren Verschreibung verpflichtend.

Die Diskussion um den Nachweis von BRAF-Mutationen bei der Nutzenbewertung von Vemurafenib verdeutlicht die Herausforderung beim Einsatz solcher Testmethoden. In diesem Fall wurde in der Zulassungsstudie der Cobras-Test als Testverfahren eingesetzt, während in der alltäglichen Praxis verschiedene Methoden zum Nachweis von BRAF-V600-Mutationen zum Einsatz kommen.
Die Qualitätssicherung der Begleitdiagnostik wird durch regelmässig stattfindende Ringversuche nachgewiesen. Nach Abschluss des Ringversuchs wird ein Zertifikat überreicht. Das Zertifikat bestätigt per Definition nach SN EN 45020 nur die Erfüllung vorgeschriebener Anforderungen. Darüber hinaus bestätigt das Akkreditierungsverfahren die technische Kompetenz der durchführenden Institution (Akkreditierung und Zertifizierung).
Wünschenswert wäre ein einheitlicher und akkreditierter Diagnostiktest, weil der Nachweis von spezifischen genetischen Biomarkern oft sehr komplex ist. Bei einer zu hohen Rate an falsch positiven oder falsch negativen Ergebnissen ist das zum Nachteil für die Patienten, wenn sie im Falle einer Fehldiagnose nicht die optimale Therapie erhalten.
Zudem müssen häufig nicht nur eine, sondern gleich mehrere Mutationen im Tumor nachgewiesen werden, wie das Beispiel BRAF-V600-Mutation zeigt. Da das vom Patienten entnommene Tumorgewebe nicht unbegrenzt zur Verfügung steht, müssen zunehmend validierte Methoden, die viele Marker gleichzeitig identifizieren können, eingesetzt werden.

7.7 Verbesserte Diagnostik und Therapie-Monitoring für therapeutsches Ansprechen

Obwohl zunehmend mehr Medikamente in der stratifizierten Therapie zur Zulassung kommen, gibt es noch so gut wie keine Biomarker-gestützten Ergebnisse, die den Therapieverlauf während der Studie dokumentieren. Erste Ansätze zur Identifizierung eines Tumormarkers, der das Ansprechen während des Verlaufs der Therapie anzeigt, publizierten Maier et al. (Maier, 2013). Der Test erfasst frei zirkulierende Tumor-DNA. Es konnte für Patienten mit Gastro-intestinalen Stromatumoren gezeigt werden, dass bei progredienter Erkrankung deutlich mehr frei zirkulierende Tumor-DNA im Plasma vorhanden war, als bei Patienten in Remission.
Hieraus lassen sich für die Zukunft möglichweise relevantere Endpunkte für Tumorpatienten ableiten, als beispielsweise das progressionsfreie Überleben,

wenn diese Endpunkte mit der gesundheitsbezogenenen Lebensqualiät verknüpft werden.

7.8 Anforderungen an klinische Studien mit zielgerichtet eingesetzten Krebstherapien

In den Jahren 2012 bis 2014 hat sich die Anzahl der Verfahren zur Nutzenbewertung onkologischer Präparate von 4 auf 9 erhöht. Seit 2013 sind auch zielgerichtet eingesetzte Wirkstoffe in der Nutzenbewertung. Mit einer Zunahme von Neuzulassungen und Indikationserweiterungen vor allem bei der zielgerichteten Tumortherapie ist in den nächsten Jahren zu rechnen. Dabei spielen zunehmend mehr Kombinationen aus bereits zugelassenen Präparaten mit neuen Wirkstoffen, kombinierte primäre Endpunkte, mehrere Therapielinien sowie die Verknüpfung von patientenberichteter Symptomatik (PRO) mit primären Endpunkten eine Rolle.

Allein in den USA befinden sich nahezu 800 neue onkologische Arzneimittel und Impfstoffe gegen verschiedene Krebsarten in der klinischen Entwicklung, davon sind fast ein Drittel bereits in Phase-III-Studien (Pharmaceutical Research and Manufacturers of America [PhRMA], 2014).

Die Berücksichtigung von genetischen Biomarkern wird inzwischen von den Zulassungsbehörden in der klinischen Entwicklung eingefordert und hat sich von der Phase III in die Präklinik verschoben. Hierdurch verkürzen sich die klinische Entwicklung und das Zulassungsverfahren. Speziell in der Onkologie zeigt sich seit 2011 eine deutliche Zunahme von bedingten Zulassungen („conditional market authorisation") der EMA. Aktuell sind 16 onkologische Präparate bedingt, davon wiederum nur 3 Präparate vor 2011 zugelassen (EMA „conditional approval"). Durch die beschleunigte Zulassung ist für Patienten mit lebensbedrohlichen Erkrankungen wie Krebs eine schnellere Verfügbarkeit von innovativen Medikamenten auf dem europäischen Markt verbunden. Die bedingte Zulassung hat aber auch zur Folge, dass EMA und HTA-Agenturen weitere klinische Daten vom pU anfordern, da die frühzeitige Zulassung eine grössere Unsicherheit der bis zu dem Zeitpunkt vorgelegten Daten bedeutet. Dies spiegelt sich auch in der Befristung von Beschlüssen nach Abschluss der Nutzenbewertungsverfahren in der Onkologie wider (Abbildung 13). Bei onkologischen Präparaten liegt der Anteil an Befristungen bei mehr als 50%, während bei den nichtonkologischen Verfahren nur etwa 10% der Beschlüsse befristet sind.

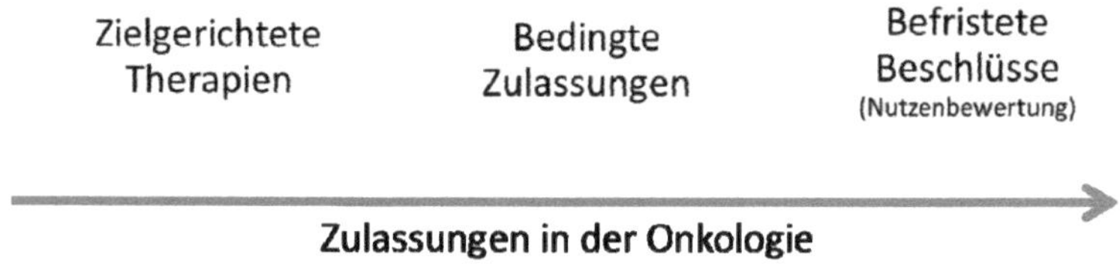

Abbildung 13: Bedingte Zulassungen bei zielgerichteten Krebstherapien

Die zunehmend neu identifizierten molekularbiologischen Marker führen zur Bildung von verschiedenen Patienten-Subgruppen bei scheinbar demselben Tumortyp. Dies wirft das Problem auf, dass die Anzahl an eingeschlossenen Patienten in diesen Subgruppen häufig nicht den statistischen Fallzahl-Anforderungen entspricht.

Zu den neuen statistischen Verfahren, mit welchen die Wirksamkeit von stratifizierten Therapien nachgewiesen werden kann, gehören so genannte adaptive Studiendesigns. Diese bestehen aus mehreren Studienarmen und ermöglichen bereits während des Verlaufs der Studie das Beenden einzelner Studienarme, wenn die Wirksamkeit nicht ausreichend oder die Toxizität zu hoch ist. Auch möglich sind Änderungen in der ursprünglich geplanten Dosierung oder im Dosierungsschema (Ocana, 2013). Solche Studiendesigns finden verstärkt bei der klinischen Entwicklung von onkologischen Wirkstoffen in Kombination mit der entsprechenden Begleitdiagnostik Anwendung. Zu Beginn erhalten die Patienten unabhängig davon, ob sie positiv oder negativ auf einen prädiktiven Biomarker getestet wurden, während einer kurzen Phase [Run-in- oder Biomarker-Validierungs-Phase] die Studienmedikation. Falls Test-negative Patienten dennoch von der Therapie profitieren könnten, erhalten diese Patienten, genau wie die positiv getesteten Probanden sowohl die Studienmedikation als auch die Therapie des Kontroll-Arms. Hierbei handelt es sich um ein Biomarker-stratifiziertes Design (Hong, 2013; Abbildung 14 A). Ist der prädiktive Wert des Biomarkers eindeutiger, werden nur Patienten, die den Biomarker aufweisen, in den Kontroll- bzw. in den Verum-Arm randomisiert. D. h. Patienten, die negativ getestet wurden, haben keinen Vorteil von der Behandlung und werden nicht in die Studie aufgenommen. Hierdurch kommt es zu einer statistischen Anreicherung von Patienten, bei denen die Therapie voraussichtlich wirken wird. Dieser

Studientyp wird als „Enrichment-Design“ (Hong, 2013; Abbildung 14 B) bezeichnet.

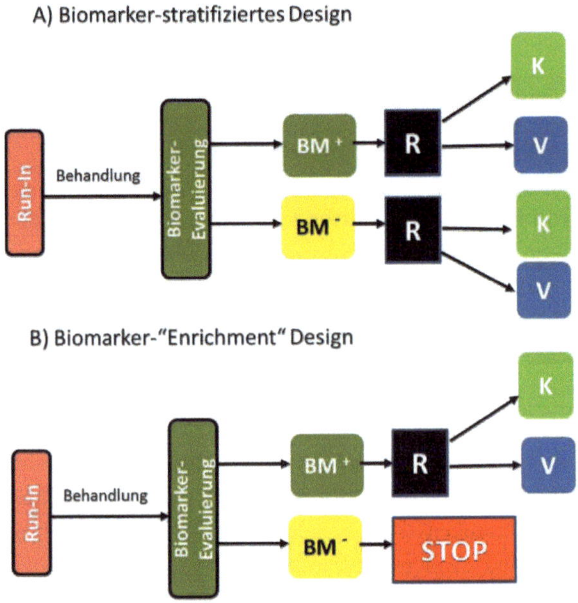

Abbildung 14: Adaptives Studiendesign [modifiziert nach (Hong, 2013)]
BM=Biomarker; R=Randomisierung; STOP=keine weitere Behandlung mit der Studienmedikation; K=Kontroll-Arm; V=Verum-Arm

Der Vorteil des „Enrichment-Designs“ ist, dass die bisher vorgeschaltete explorative Phase II zur Bestimmung der Patienten-Subgruppe, die speziell von der Therapie profitiert, in den gesamten Studienablauf integriert wird. Damit stehen die Daten für die Gesamtauswertung zur Verfügung. Dadurch kann die statistisch benötigte Fallzahl bei entsprechender Sensitivität und Spezifität des Biomarkers reduziert werden. Ausserdem wird vermieden, dass Patienten, deren Tumor Biomarker-negativ ist, eine nicht wirksame Therapie mit unnötigen Nebenwirkungen erhalten.
Bei entsprechender zentraler Infrastruktur ist die Koordination mehrerer Biomarker-„Enrichment-Design“-Studien möglich. Diese so genannten „Umbrella“ Studien erleichtern das Screening und die schnellere Aufnahme geeigneter Patienten, besonders wenn die gesuchten Biomarker sehr selten zu

identifizieren sind. Im Verlauf der Umbrella-Studien können weitere Studienarme für neue Biomarker oder auch neue Prüfsubstanzen eröffnet und nicht effektive Studienarme geschlossen werden.
Ein Beispiel für ein Umbrella Studiendesign ist die derzeit aktiv rekrutierende „ALCHEMIST"-Studie in den USA beim Nicht-kleinzelligen Bronchialkarzinom im frühen Stadium. Bei dieser durch das "National Cancer Institute" gesponserten Studienplattform werden bis zu 8000 Patienten auf das Vorhandensein von EGFR-Mutationen und ALK-Translokationen gescreent. Bei Vorhandensein der jeweiligen Marker werden die Patienten jeweils in den Erlotinib- bzw. Crizotinib-Arm oder den entsprechenden Kontroll-Arm randomisiert, über 2 Jahre behandelt und langzeitnachbeobachtet. Patienten, die negativ für beide Marker sind, werden maximal 5 Jahre nachbeobachtet (Gerber, 2015; NCT02194738; NCT02193282; NCT02201992).
Einen weiteren neuartigen und umfangreichen Studiendesigntyp stellen so genannte „Basket Trials" dar. Hier werden in einer Studie nicht nur ein Tumortyp oder eine histologische Untergruppe untersucht, sondern molekulare Marker, die in verschiedenen Tumorentitäten nachweisbar sind. In diesen Studientyp können auch Patienten mit sehr seltenen Tumoren aufgenommen werden. Der molekulare Marker kann je nach Tumorentität unterschiedliche prädiktive Eigenschaften haben. Auch bei diesem Studientyp können weitere Studienarme im Verlauf geöffnet oder geschlossen werden.
Besondere Herausforderungen dieser umfangreichen Studiendesigns bestehen darin, dass mehrere Studienprotokolle entwickelt werden müssen. Zur optimalen Koordination zwischen Screeningphase und Randomisierung muss daher eine entsprechende Infrastruktur vorhanden sein und eine begleitende Qualitätssicherung erfolgen.

8 Schlussfolgerung

In der vorliegenden Arbeit sollten zwei Dinge herausgearbeitet werden. Erstens: durch die Einführung der frühen Nutzenbewertung rücken patientenorientierte Studienendpunkte in den Vordergrund, die in zukünftigen klinischen Studiendesigns in der Onkologie mit tumororientierten Endpunkten wie dem progressionsfreien Überleben, aber auch mit dem Endpunkt Gesamtüberleben verknüpft werden. Zweitens: parallel dazu sollte das klassische Phase-III-Studiendesign der kontrollierten randomisierten Doppelblindstudie aufgrund der biomarkerbasierten Stratifizierung der Therapie neu überdacht werden. Einzelne Studien mit einem entsprechend adaptiven Ansatz werden bereits durchgeführt. Um onkologische Studiendesigns zukünftig noch weiter zu verbessern, ist bereits bei der Planung der Zulassungsstudien eine optimale Koordination zwischen Zulassungsbehörde, G-BA, IQWiG, den medizinischen Fachgesellschaften und den pharmazeutischen Unternehmern hinsichtlich der Wahl von patientenrelevanten Endpunkten und der Festlegung der ZVT notwendig. Die Zahl der Beratungen des pU durch den G-BA in Bezug auf Studienendpunkte und -designs ist seit Einführung des AMNOG kontinuierlich gestiegen (Behring, 2014). Zulassungsbehörden und medizinische Fachgesellschaften sind jedoch an den Beratungen bisher in der Regel nicht beteiligt. Zusätzlich zur initialen Beratung vor Studienbeginn sollten auch Beratungen im Verlauf der klinischen Studie möglich sein, koordiniert von einem unabhängigen, noch zu etablierenden Institut für Statistik.

Auch die Zusammenarbeit zwischen einzelnen pU ist in Zukunft verstärkt gefragt, besonders bei zielgerichtet eingesetzten Substanzen, die in verschiedenen pharmazeutischen Labors entwickelt wurden und unterschiedliche molekulare Ziele in der Tumorzelle oder in Immunzellen haben. Durch kombinierte Hemmung dieser molekularen Ziele könnte die Resistenzentwicklung der Tumorerkrankungen verzögert werden. Bisher gibt es keine Zulassungen oder klinische Studien, die die Wirkung von zwei oder mehr zielgerichteten Therapien in der Sequenz geprüft haben oder prüfen. Schwerpunktmässig befinden sich zurzeit Kombinationspräparate aus zielgerichtet eingesetzten Wirkstoffen und Chemotherapie in der klinischen Entwicklung (Ocana, 2013).

Die zugelassenen Indikationen sind in einigen Fällen nicht identisch mit den Indikationen, auf die sich die ausgewerteten Daten aus den Zulassungsstudien beziehen. Um Irritationen bei der Nutzenbewertung zu vermeiden, sollte der pU beim Zulassungsantrag eine grösstmögliche Übereinstimmung erreichen und die geplante Zulassungsindikation bereits bei der Studienplanung berücksichtigen. Für eine notwendige Veränderung im Zulassungsstatus bzw. Konkretisierungen der Indikation sollten ggf. auch kurzfristig umsetzbare regulative Entscheidungspfade vorgesehen werden.
Befristete Beschlüsse aufgrund von unzureichenden Daten sollten in vorläufige Beschlüsse umgewandelt werden, bis ausreichend bewertbare Daten vorliegen. Hierdurch können überflüssige Anhörungsverfahren vermieden werden. Die Preisverhandlungen müssen entsprechend flexibel gestaltet werden, bis der finale Beschluss der Nutzenbewertung vorliegt.
Ein wesentlicher Punkt, der sich am Design zukünftiger Studien in der Onkologie ändern sollte, ist die Aufweichung des klassischen Schemas der Phase II zur ersten Überprüfung der Wirksamkeit einer einzelnen Prüfsubstanz mit anschliessender Testung bei höheren Patientenzahlen (Phase III).
Zur Prüfung der Wirksamkeit und zur Bestimmung des Zusatznutzens sollten die kontrolliert randomisierten Phase-III-Studien durch ein mehrstufiges adaptives Studiendesign mit frühen, intermediären und finalen Endpunkten ersetzt werden. Für die Bestimmung der geeigneten molekularen Subgruppen sollten zu Beginn in der Präklinik etablierte frühe Endpunkte (Biomarker) zur Verfügung stehen. In der nächsten Stufe werden dann in den jeweiligen molekularen Subgruppen, bei denen die frühen Marker positiv waren, überprüft, ob die Studienmedikation gegenüber der Vergleichstherapie wirksam ist. Die Wirksamkeit könnte gemeinsam mit intermediären Endpunkten wie z. B. PFS, Anzahl von Nebenwirkungen oder klinischer Symptomatik erfasst werden. Bei kurzer Lebenserwartung wäre dann der co-primäre Endpunkt das Gesamtüberleben, kombiniert mit gesundheitsbezogener Lebensqualität. Bei besserer Prognose eignet sich eher HR-QoL in Kombination mit PFS.
Wichtig ist, die statistische Auswertung nicht nur zum Zeitpunkt des ersten Tumorprogresses vorzunehmen, sondern auch definierte Endpunkte, z. B. die Lebensqualität nach dem Progress, zu erheben. Dies schliesst die Überprüfung von Therapiesequenzen, d. h. alle weiteren Behandlungen nach

der initialen Therapie mit der Prüfmedikation mit ein (Abbildung 15). Eine schematische Übersicht eines zukünftig anzustrebenden Studiendesigns in der Onkologie zeigt Abbildung 16.

Bisher gibt es jedoch keine allgemeingültige Aussage darüber, welche statistisch nachgewiesene Verbesserung beim Ansprechen durch die Behandlung mit einem neuen Medikament aus Patientensicht tatsächlich klinisch relevant bzw. für den Patienten von Bedeutung ist. Beim Pankreaskarzinom wurde die Zulassung von Erlotinib aufgrund einer Verbesserung von wenigen Tagen erteilt (Ocana, 2013). In diese Überlegungen sollten Patienten in Zukunft viel stärker eingebunden werden.

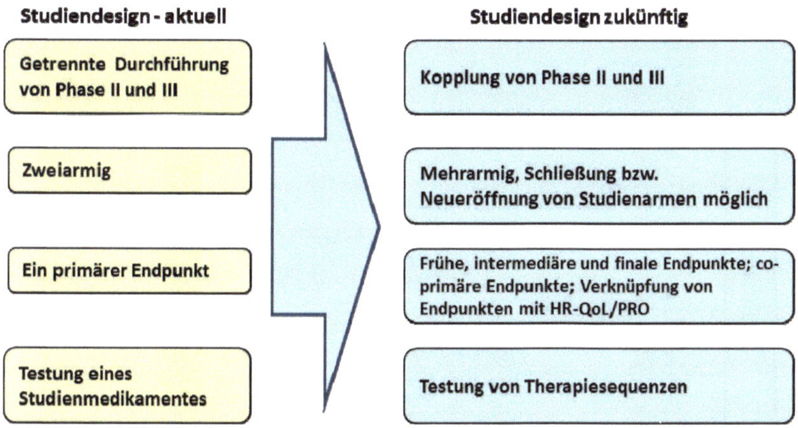

Abbildung 15: Studiendesigns in der Onkologie – gegenwärtig und zukünftig

Die Erfassung der gesundheitsbezogenen Lebensqualität, die Auswertung von co-primären Endpunkten, ein möglicher Therapiewechsel im Studienverlauf und die Erfassung der von Therapiesequenzen stellen hohe Anforderungen an die statistische Auswertung, an das Studienpersonal und auch an die Patienten. Neue statistische Verfahren müssen etabliert sowie die passende Infrastruktur geschaffen werden. Derart komplexe klinische Studien können vermutlich nur von Kompetenzzentren bewältigt werden, die grosse Erfahrung in der Durchführung klinischer Studien und in der Diagnostik von molekularen Markern bei stratifizierten Therapien haben. Es gilt demnach, flächendeckend Kompetenznetzwerke aufzubauen, in die die Patienten aus umliegenden Praxen und Kliniken zwecks molekularer Diagnostik zugewiesen werden um ggf. an einer geeigneten Studie teilzunehmen. Den Patienten könnte speziell geschultes Fachpersonal zur Seite gestellt werden, um ihnen beim gesamten Prozess der Studienteilnahme unterstützend zur Seite zu stehen.

Wichtigstes Ziel für die Zukunft ist es, den Patienten zielgerichtete Medikamente in möglichst kurzer Zeit zur Verfügung zu stellen und dabei gleichzeitig HTA-relevante Anforderungen zu erfüllen. Dies lässt sich durch eine Änderung in der Konzeption zukünftiger Studiendesigns unter Beteilung aller Akteure im HTA-Prozess und bei der Zulassung erreichen.

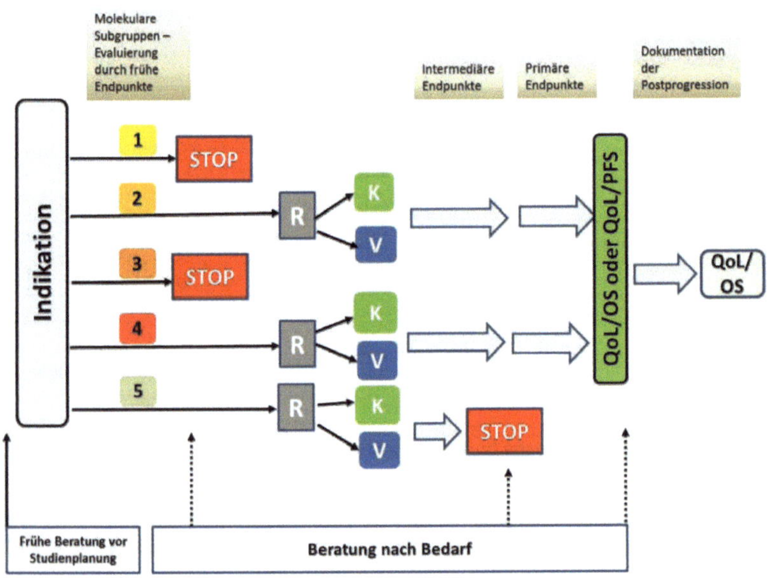

Abbildung 16: Zukünftiges adaptives Studiendesign in der Onkologie
R=Randomisierung; STOP=keine weitere Behandlung mit der Studienmedikation; K=Kontroll-Arm; V=Verum-Arm; QoL=gesundheitsbezogene Lebensqualität; OS=Gesamtüberleben

8.1 AUSBLICK

Die Ergebnisse dieser Arbeit werfen weitere Fragen hinsichtlich der Anforderungen an klinische Studiendesigns im Zusammenhang mit der frühen Nutzenbewertung auf. Eine Frage, die sich anschliesst ist z. B. weshalb neu zugelassene Präparate von den jeweiligen HTA-Behörden einzelner Länder häufig sehr unterschiedlich hinsichtlich des Zusatznutzens bewertet wurden. Interessant wäre auch eine Auswertung etwa 10 Jahre nach Einführung des AMNOG und die Frage, ob und wie sich Studiendesigns in der Onkologie verändert haben und ob das Verfahren der frühen Nutzenbewertung strukturell entsprechend angepasst wurde. Auch wäre eine umfassende Untersuchung über die eingesparten Kosten bei den Ausgaben für innovative Arzneimittel seit Einführung des AMNOG interessant.

9 LITERATUR

Amir, E. e. (2012). Poor correlation between progression free- and overall survival in modern clinical trials are composite endpoints the answer? *Eur J Cancer, 48*, S. 385-388.

Arzneimittelnutzenverordnung. (28. Dezember 2010). Abgerufen am 18. Juli 2015 von http://www.gesetze-im-internet.de/bundesrecht/am-nutzenv/gesamt.pdf

Basch, E. (Sept 2014). Development of the National Cancer Institute´s patient-reported outcomes verison of the common terminology criteria for adverse events (PRO-CTCAE). *J Nat Canc Inst, 106*(9), S. 106-109.

Behring, A. (April 2014). *Frühe Nutzenbewertung nach §35a SGB V Ergebnisse und Fakten.* Abgerufen am 19. Juli 2015 von https://www.g-ba.de/downloads/17-98-3694/04-2014-04-30-AMNOG-Fachtagung-G-BA_Behring.pdf

Chapman, P. B. (2011). Improved Survival with Vemurafenib. *N Engl J Med., 364*, S. 2507-2516.

Clinical Trials Gov. (2015). Abgerufen am Juli 2015 von http://www.clinicaltrials.gov

Common Terminology Criteria for Adverse Events (CTCAE), Version 4. (14. Juni 2010). Abgerufen am 18. Juli 2015 von http://evs.nci.nih.gov/ftp1/CTCAE/CTCAE_4.03_2010-06-14_QuickReference_5x7.pdf

Cortes, J. e. (2011b). Erilubin monotherapy versus treatment of physician´s choice in patients with metastatic breast cancer (EMBRACE): A phase 3 open label randomized study. *The Lancet, 377*(9769), S. 914-923.

De Vita, V. u. (2008). A history of cancer chemotherapy. *Cancer Research, 68*, S. 8643-8653.

Dessinioti, C. e. (May 2014). Vismodegib for the treatment of basal cell carcinoma: results and implications of the ERIVANCE BCC trial. *Future Oncol., 10*(6), S. 972-936.

Dingermann, T. (2013). Das Arzneimittelmarkneuordnungsgesetz (AMNOG) und seine Folgen. *Internist, 54*, S. 769-774.

EMA Appendix 1 to the guideline on the evaluation of anticancer medicinal products in man. (kein Datum). Abgerufen am 18. Juli 2015 von http://www.ema.europa.eu/docs/en_GB/document_library/Scientific_guideline/2011/12/WC500119965.pdf

EMA concept paper safety reporting in oncology. (2015). Abgerufen am 18. Juli 2015 von http://www.ema.europa.eu/docs/en_GB/document_library/Scientific_guideline/2015/04/WC500186307.pdf

EMA Guideline on the Evaluation of Anticancer Medicinal Products in Man. (Juni 2006). Abgerufen am 18. Juli 2005 von http://www.ema.europa.eu/docs/en_GB/document_library/Scientific_guideline/2009/12/WC500017748.pdf

EMA Guideline on the evaluation of anticancer medicinal products in man. (2013). Abgerufen am 18. Juli 2015 von http://www.ema.europa.eu/docs/en_GB/document_library/Scientific_guideline/2013/01/WC500137128.pdf

EMA Orphan Drug Designation. (kein Datum). Abgerufen am 18. Juli 2015 von http://www.ema.europa.eu/ema/index.jsp?curl=pages/regulation/general/general_content_000029.jsp&mid=WC0b01ac05800240ce

EMA Reflection Paper on the use of patient reported outcome 4 (PRO) measures in oncology studies. (November 2014). Abgerufen am 18. Juli 2015 von http://www.ema.europa.eu/docs/en_GB/document_library/Scientific_guideline/2014/06/WC500168852.pdf

EMA-conditional approval. (kein Datum). Abgerufen am 19. Juli 2015 von http://www.ema.europa.eu/ema/index.jsp?curl=pages%2Fmedicines%2Flanding%2Fepar_search.jsp&mid=WC0b01ac058001d125&searchTab=searchByAuthType&alreadyLoaded=true&isNewQuery=true&status=Authorised&status=Withdrawn&status=Suspended&status=Refused&keyword=Enter

EORTC-QLQ-C30 Fragebogen. (kein Datum). Abgerufen am 12. Juli 2015 von http://groups.eortc.be/qol/eortc-qlq-c30

European Medicines Agency EPAR. (kein Datum). Abgerufen am 15. Juli 2015 von http://www.ema.europa.eu/ema/index.jsp?curl=pages/medicines/landing/epar_search.jsp&mid=WC0b01ac058001d125

European Medicines Agency. Committee for Medicinal Products for Human Use: Reflection paper on the use of patient reported outcom (PRO) measures in oncology studies. (22. May 2014). Abgerufen am 15. Juli 2015 von http://www.ema.europa.eu/docs/en_GB/document_library/Scientific_guideline/2014/06/WC500168852.pdf

Fachinfo-Service. (kein Datum). Von http://www.fachinfo.de/ abgerufen

FACT-M Fragebogen. (kein Datum). Abgerufen am 16. Juli 2015 von http://www.facit.org/FACITOrg/Questionnaires

G-BA - frühe Nutzenbewertung. (kein Datum). Abgerufen am 16. Juli 2015 von https://www.g-ba.de/informationen/nutzenbewertung/

Gerber, D. E. (May 2015). ALCHEMIST: Bringing Genomic Discovery and Targeted Therapies to Early-Stage Lung Cancer. *Clinical Pharmacol Therap., 97*(5), S. 447-450.

Götte, D. (2012). Arzneimittelmarktneuordungsgesetz: Bedeutung für die Identifizierung von Zielparametern zum Nachweis klinischer Wirksamkeit innovativer Arzneimittel. *Dtsch med Wochenschr, 137*, S. 274-280.

Grothey, A. e. (2013). Regorafenib monotherapy for previously treated metastatic colorectal cancer (CORRECT): in international, multicentre, randdomised, placebo-controlled, phase 3 trial. *Lancet, 381*(9863), S. 303-312.

Hodi, F. S. (19. Aug 2010). Improved survival with ipilimumab in patients with metastatic melanoma. *N Engl J Med., 363*(8), S. 711-723.

Hong, F. u. (6. November 2013). Run-In Phase III Trial Design With Pharmacodynamics Predictive. *JNCI, 105*(21), S. 1628-1632.

ICH E9 guideline. (März 1998). Abgerufen am 19. Juli 2015 von http://www.ich.org/products/guidelines/efficacy/efficacy-single/article/statistical-principles-for-clinical-trials.html

IQWiG Allgemeine Methoden Version 4.2. (22. April 2015). Abgerufen am 16. Juli 2015 von https://www.iqwig.de/download/IQWiG_Methoden_Version_4-2.pdf

IQWiG: Aussagekraft von Surrogatendpunkten. Rapid Report. Version 1.1. (2011). Abgerufen am 17. Juli 2015 von https://www.iqwig.de/download/A10-05_Rapid_Report_Version_1-1_Surrogatendpunkte_in_der_Onkologie.pdf

Latimer, N. (20. April 2015). Treatment switching in oncology trials and the acceptability of adjustment methods. *Expert Rev Pharmacoecon Outcomes Res.*, S. 1-4.

Maier, J. u. (2013). Detection of mutant free circulating tumor DNA in the plasma of patients with gastrointestinal stromal tumor harboring activating mutations of CKIT or PDG-FRA. *Clin Cancer Res., 19*(17), S. 4854-4867.

Mayring Qualitative Inhaltsanalyse. (kein Datum). Abgerufen am 17. Juli 2015 von http://qsf.e-learning.imb-uni-augsburg.de/node/764

McArthur, G. A. (2015). Safety and efficacy of vemurafenib in BRAFV600E and BRAFV600K mutation-positive melanoma (BRIM-3) extended follow-up of a phase 3, randomized, open-labe study. *Lancet Oncology*, S. 15323-15332.

Moschos, S. A. (2012). Genomic biomarkers for patient selection and stratification: the cancer paradigm. *Bioanalysis , 4*(20), S. 2499-2511.

Nutzenbewertung Dabrafenib - G-BA Tragende Gründe vom 03. April. (03. April 2014). Abgerufen am 03. September 2015 von https://www.g-ba.de/downloads/40-268-2758/2014-04-03_AM-RL-XII_Dabrafenib_2013-10-01-D-076_TrG.pdf

Nutzenbewertung Dabrafenib - IQWiG Bewertung vom 23. Dezember. (23. Dezember 2013). Abgerufen am 01. September 2015 von https://www.g-ba.de/downloads/92-975-393/2013-12-23_A13-35_Dabrafenib_Nutzenbewertung-35a-SGB-V.pdf

Nutzenbewertung Ipilimumab - IQWiG Bewertung vom 27. April. (27. April 2012). Abgerufen am 01. September 2015 von https://www.g-ba.de/downloads/92-975-108/2011-08-01-D-014_Ipilimumab_IQWiG-Nutzenbewertung.pdf

Nutzenbewertung Ipilimumab - Mündliche Anhörung vom 12. Juni. (12. Juni 2012). Abgerufen am 01. September 2015 von https://www.g-ba.de/informationen/nutzenbewertung/16/#tab/stellungnahmeverfahren

Nutzenbewertung Ipilimumab, neues Anwendungsgebiet - IQWiG Bewertung vom 13. März. (13. März 2014). Abgerufen am 01. September 2015 von https://www.g-ba.de/downloads/92-975-413/2014-03-13_A13-44_Ipilimumab-neues-Anwendungsgebiet_Nutzenbewertung-35a-SGB-V.pdf

Nutzenbewertung Vemurafenib - G-BA Tragende Gründe vom 06. September. (06. September 2012). Abgerufen am 01. September 2015 von https://www.g-ba.de/downloads/40-268-2040/2012-09-06_AM-RL-XII_Vemurafenib_TrG.pdf

Nutzenbewertung Vemurafenib - IQWiG Bewertung vom 13. Juni. (13. Juni 2012). Abgerufen am 01. September 2015 von https://www.g-ba.de/downloads/92-975-117/2012-03-15-D-029_Vemurafenib_IQWiG-Nutzenbewertung.pdf

Nutzenbewertung Vemurafenib - Mündliche Anhörung vom 24. Juli. (24. Juli 2012). Abgerufen am 01. September 2015 von https://www.g-ba.de/downloads/91-1031-30/2012-07-24_Wortprotokoll_Vemurafenib.pdf

Nutzenbewertung Vemurafenib, Neubewertung nach Fristablauf - G-BA Beschluss vom 06. März. (06. März 2014). Abgerufen am 01. September 2015 von https://www.g-ba.de/downloads/40-268-2713/2014-03-06_AM-RL-XII_Vemurafenib_2013-09-15-D-074_TrG.pdf

Nutzenbewertung Vemurafenib, Neubewertung nach Fristablauf - IQWiG Bewertung vom 11. Dezember. (11. Dezember 2013). Abgerufen am 01. September 2015 von https://www.g-ba.de/downloads/92-975-375/2013-12-11_A13-34_Vemurafenib_Nutzenbewertung-35a-SGB-V.pdf

Nutzenbewertung Vemurafenib, Neubewertung nach Fristablauf - Mündliche Anhörung vom 28. Januar. (28. Januar 2014). Abgerufen am 01. September 2015 von https://www.g-ba.de/downloads/91-1031-79/2014-01-28_Wortprotokoll_end_Vemurafenib.pdf

Ocana, A. e. (2013). Phase III trials of targeted anticancer therapies: redesigning the concept. *Clinical Cancer Res., 19*(18), S. 4931-4940.

Patient reported outcomes version of the CTCAE. (10. Juni 2014). Abgerufen am 19. Juli 2015 von https://wiki.nci.nih.gov/pages/viewpage.action?pageId=10857328

Pharmaceutical Research and Manufacturers of America (PhRMA). (06. Oktober 2014). Abgerufen am 19. Juli 2015 von http://www.phrma.org/media-releases/nearly-800-new-medicines-in-development-to-help-in-the-fight-against-cancer

PubMed. (kein Datum). Von http://www.ncbi.nlm.nih.gov/pubmed/ abgerufen

Reeve, B. B. (8. Jul 2014). Recommended patient-reported core set of symptoms to measure in adult cancer treatment trial. *J Natl Cancer Inst., 106*(7), S. 1-8.

Revicki, D. A. (13. June 2012). Health related quality of life outcomes for unresectable stage III or IV melanoma patients receiving ipilimumab treatment. S. 66.

Ricevuto, E. e. (2010). General principles of chemotherapy. *Eur Rev Med Phamacol Sci., 14*, S. 269-271.

Sherill, B. e. (2012). Review of meta-analyses evaluating surrogate endpoints for overall survival in oncology. *Onco Targets Ther., 5*, S. 287-296.

Siena, S. e. (2007). Association of progression-free survival with patient-reported outcomes and survival: results from a randomised phase 3 trial of panitumumab. *Br J Cancer, 97*, S. 1469-1474.

Verma, S. e. (20. Jun 2013). Trastuzumab emtansine for HER2-positive advanced breast cancer. *N Eng J Med, 368*(25), S. 2442.

VFA Verfahrensdatenbank. (kein Datum). Von https://verfahrensdatenbank.conet-services.de/db/uebersicht/list abgerufen

Zertifizierung und Akkreditierung. (kein Datum). Abgerufen am 19. Juli 2015 von http://www.conformity.ch/pdf/plakatderunterschied.pdf

10 ABBILDUNGSVERZEICHNIS

11 Tabellenverzeichnis

12 Anhang

Liste der ausgewerteten Zulassungsstudien und Studienbeginn

Verfahrens-Nr.	Zulassungsstudie	Wirkstoff	Studienbeginn	Beschluss-fassung	Wirksamkeitstest=W
7	COU-AA-302	Abirateronacetat	05/2008	03/2012	
47	COU-AA-302	Abirateronacetat-Indikationserweiterung	05/2008	07/2013	
77	LUX-LUNG-3	Afatinib	08/2009	05/2014	W
48	VELOUR	Aflibercept	11/2007	08/2013	
35	AXIS	Axitinib	09/2008	03/2013	
9	TROPIC	Cabazitaxel	01/2007	03/2012	
37	PROFILE-1007	Crizotinib	09/2009	05/2013	W
72	BREAK-3	Dabrafenib	12/2010	04/2013	W
70	AFFIRM	Enzalutamid	09/2009	02/2014	
13	EMBRACE	Eribulin	10/2006	04/2012 (befristet)	
113	EMBRACE	Eribulin	10/2006	01/2015	
25	MDX010-20	Ipilimumab	09/2004	08/2012	
81	MDX010-20	Ipilimumab Indikationserweiterung	09/2004	06/2014	
53	CLEOPATRA	Pertuzumab	02/2008	10/2013	W
40	PIX301 (Studie wurde nicht vorgelegt)	Pixantron	keine Auswertung	05/2013	
85	ALSYMPCA	Radium-223-Dichlorid	06/2008	06/2014	
74	CORRECT	Regorafenib	04/2010	03/2014	
29	Keine Zulassungsstudie	Tegafur/Gimeracil/Oteracil	keine Auswertung	12/2012	
84	EMILIA	Trastuzumab-Emtansin	02/2009	06/2014	W
27	D4200C00058	Vandetanib	keine Auswertung	09/2012 (befristet)	W
50	D4200C00058	Vandetanib	11/2006	09/2013	W
26	BRIM-3	Vemurafenib	01/2010	09/2012 (befristet)	W
71	BRIM-3	Vemurafenib	01/2010	03/2014	W
67	ERIVANCE (SGG4476g)	Vismodegib	02/2009	02/2014	

7 Abirateronacetat (Zytiga®) Prostatakarzinom

Zulassung: Behandlung des metastasierten kastrationsresistenten Prostatakarzinoms in Kombination mit Prednison oder Prednisolon bei erwachsenen Männern, deren Erkrankung während oder nach einer Docetaxel-haltigen Chemotherapie progredient ist.

Studiendesign der Zulassungsstudie COU-AA-302

Anzahl ausgewertete Studien	1
RCT	ja
Doppelt verblindet	ja
Paralleldesign	placebokontrolliert
Primärer Studienendpunkt	OS
Cross-Over (Switch)	nein
HR-QoL erhoben	ja
Akzeptanz der HR-QoL Daten	nein
Anteil bewertungsrelevante Studienpopulation	100%
Beschlussfassung am	29.03.2012
Befristet	nein

7 Abirateronacetat: Prostatakrebs			
Subgruppe	ZVT	Zusatznutzen	Anteil Zielpopulation
Patienten mit metastasiertem kastrationsresistentem Prostatakarzinom, die während oder nach einer Docetaxelhaltigen Chemotherapie progredient sind und für die eine erneute Behandlung mit Docetaxel nicht mehr infrage kommt	Palliative Behandlung mit Dexamethason, Prednison, Prednisolon oder Methylprednisolon sowie „best supportive care" (z. B. adäquate Schmerztherapie)	Hinweis, beträchtlich	85%
Patienten mit metastasiertem kastrationsresistentem Prostatakarzinom, die nach einer Docetaxel-haltigen Chemotherapie progredient sind, grundsätzlich aber noch für eine adäquate Docetaxel-haltige Chemotherapie infrage kommen.	Docetaxel in Kombination mit Prednison oder Prednisolon (Docetaxel-Retherapie)	Zusatznutzen nicht belegt	15% (nicht ausgewertet)

Endpunkte im G-BA Beschluss

Mortalität: Gesamtüberleben

Morbidität: Zeit bis zum ersten skelettalen Ereignis, Zeit bis zur Schmerzprogression

HR-QoL: nicht ausgewertet

Nebenwirkungen: UE, UE der CTCAE-Grade 3 und 4, SUE, Abbruch wegen UE, UE, die zum Tode führten

Nicht eingeschlossene Endpunkte: Zeit bis zur PSA-Progression; Radiografisches progressionsfreies Überleben; PSA-Ansprechen; Gesundheitsbezogene Lebensqualität (FACT-P); Minderung der Schmerzbeeinträchtigung; Schmerzminderung; Fatigue; Alle Todesfälle innerhalb 30 Tage nach der letzten Dosis; UEs der obigen Kategorien mit einem möglichen Kausalzusammenhang zur Studienbehandlung (Nomenklatur des pU „therapiebedingt"); Ausgewählte UEs

Nr. 47 Abirateronacetat (Zytiga®) – Prostatakarzinom – neue Indikatio
Studiendesign der Zulassungsstudie COU-AA-302

Anzahl ausgewertete Studien	1
RCT	ja
Doppelt verblindet	ja
Paralleldesign	placebokontrolliet
Primärer Studienendpunkt	OS, Radiografisches progressionsfreies Überleben
Cross-Over (Switch)	nein
HR-QoL erhoben	ja
Akzeptanz der HR-QoL Daten	ja
Anteil bewertungsrelevante Studienpopulation	100%
Beschlussfassung am	04.07.2013
Befristet	nein

47 Abirateraonacetat			
Subgruppe	ZVT	Zusatznutzen	Anteil Ziel-population
Mit Prednison oder Prednisolon zur Behandlung des metastasierten kastrationsresistenten Prostatakarzinom bei erwachsenen Männern mit asymptomatischem oder mild symptomatischem Verlauf der Erkrankung nach Versagen der Androgenentzugstherapie, bei denen eine Chemotherapie noch nicht klinisch indiziert ist	Abwartendes Vorgehen unter Beibehaltung der bestehenden konventionellen Androgendeprivation oder gegebenenfalls die kombinierte, maximale Androgenblockade mit einem nicht steroidalen Antiandrogen (Flutamid, Bicalutamid)	Hinweis, beträchtlich	100%

Endpunkte im G-BA Beschluss

Mortalität: Mediane Überlebenszeit

Morbidität: Zeit bis zum Beginn einer Opiattherapie (schwerer Schmerz), Schmerz (BPI-SF) als stärkster Schmerz in den letzten 24 Stunden, Schmerz (BPISF) als Beeinträchtigung durch den Schmerz in den letzten 24 Stunden

HR-QoL: FACT-P Version 4

Nebenwirkungen: UE, SUE (ohne Todesfalle), SUE (CTCAE-Grade 3 und 4), tödliche UE, Therapieabbrüche wegen UE

Nicht eingeschlossene Endpunkte: Radiografisch progressionsfreies Überleben; radiografisch progressionsfreies Überleben; Beginn einer zytotoxischen Chemotherapie; Verschlechterung des ECOG-PS um ≥ 1 Grad; UEs, die zum Tode führten; Ausgewählte UEs

77 Afatinib (Giotrif®) - NSCLC (Wirksamkeitstest)

Zulassung: Monotherapie zur Behandlung von EGFR-TKI-naiven erwachsenen Patienten mit lokal fortgeschrittenem und/oder metastasiertem nicht-kleinzelligen Lungenkarzinom (NSCLC) mit aktivierenden EGFR-Mutationen.

Studiendesign der Zulassungsstudie LUX-LUNG-3 (läuft noch)

Anzahl ausgewertete Studien	1
RCT	ja
Doppelt verblindet	nein, offen
Paralleldesign	ja
Primärer Studienendpunkt	PFS
Cross-Over (Switch)	nein
HR-QoL erhoben	ja
Akzeptanz der HR-QoL Daten	nein
Anteil bewertungsrelevante Studienpopulation	100%
Beschlussfassung am	08.05.2014
Befristet bis	15.05.2015

77 Afatinib			
Subgruppe	ZVT	Zusatznutzen	Anteil Zielpopulation
Noch nicht vorbehandelte Patienten mit ECOG-Performance-Status 0 oder 1 (EGFR-Mutation Del19)	Gefitinib oder Erlotinib oder Cisplatin in Kombination mit einem Drittgenerationszytostatikum (Vinorelbin, Gemcitabin, Docetaxel, Paclitaxel, Pemetrexed) unter Beachtung des jeweils zugelassenen Anwendungsgebietes	Hinweis, beträchtlich	34%
Noch nicht vorbehandelte Patienten mit ECOG-Performance-Status 0 oder 1 (EGFR-Mutation L858R)	Gefitinib oder Erlotinib oder Cisplatin in Kombination mit einem Drittgenerationszytostatikum (Vinorelbin, Gemcitabin, Docetaxel, Paclitaxel, Pemetrexed) unter Beachtung des jeweils zugelassenen Anwendungsgebietes	Anhaltspunkt, gering	26%
Noch nicht vorbehandelte Patienten mit ECOG-Performance-Status 0 oder 1 (andere EGFR-Mutationen)	Gefitinib oder Erlotinib oder Cisplatin in Kombination mit einem Drittgenerationszytostatikum (Vinorelbin, Gemcitabin, Docetaxel, Paclitaxel, Pemetrexed) unter Beachtung des jeweils zugelassenen Anwendungsgebietes	Hinweis, geringerer	20%
Noch nicht vorbehandelte Patienten mit ECOG-Performance-Status 2	Gefitinib oder Erlotinib oder Gemcitabin	Zusatznutzen nicht belegt	17% (nicht ausgewertet)
Mit einer oder mehreren Chemotherapie(n) vorbehandelte Patienten	Gefitinib oder Erlotinib	Zusatznutzen nicht belegt	3%

<u>Endpunkte im G-BA Beschluss</u>

Mortalität: Gesamtüberleben

Morbidität: Progressionsfreies Überleben (PFS), EORTC QLQ-LC13 (Verbesserung der Symptomatik, Zeit bis zur Verschlechterung der Symptomatik), EORTC QLQ-C30 (Verbesserung der Symptomatik, Zeit bis zur Verschlechterung der Symptomatik)

HR-QoL EORTC: QLQ-C30 (Verbesserung der Lebensqualität, Zeit bis zur Verschlechterung der Lebensqualität)

Nebenwirkungen: UE, SUE, UE mit CTCAE Grad 3 oder 4, Therapieabbruch aufgrund UE, UE mit CTCAE Grad 3, die in ≥ 5 % aller Patienten einer Behandlungsgruppe auftraten (Diarrhö, Hautausschlag, Nagelveränderung, Fatigue, Neutropenie, Leukopenie)

Nicht eingeschlossene Endpunkte (IQWiG): progressionsfreies Überleben, objektive Ansprechrate, EQ-5D Index und VAS, Gesamtrate UE

48 Aflibercept (Zaltrap®) – Kolorektales Karzinom

Zulassung: in Kombination mit einer Chemotherapie bestehend aus Irinotecan/5-Fluorouracil/Folinsäure (FOLFIRI) bei Erwachsenen mit metastasiertem kolorektalem Karzinom (mCRC), das unter oder nach einem Oxaliplatin-haltigen Regime fortgeschritten ist.

Studiendesign Zulassungsstudie VELOUR

Anzahl ausgewertete Studien	1
RCT	ja
Doppelt verblindet	ja
Paralleldesign	ja
Primärer Studienendpunkt	OS
Cross-Over (Switch)	nein
HR-QoL erhoben	nein
Anteil bewertungsrelevante Studienpopulation	100%
Beschlussfassung am	15.08.2013
Befristet bis	keine Befristung

48 Aflibercept			
Subgruppe	ZVT	Zusatznutzen	Anteil Zielpopulation
ZALTRAP in Kombination mit einer Chemotherapie bestehend aus Irinotecan/ 5-Fluorouracil/Folinsäure (FOLFIRI) wird angewendet bei Erwachsenen mit metastasiertem kolorektalem Karzinom (MCRC), das unter oder nach einem Oxaliplatin-haltigen Regime fortgeschritten ist.	Kombinations-Chemotherapi e aus 5-Fluorouracil, Folinsäure und Irinotecan (FOLFIRI)	Hinweis, gering	100%

Endpunkte im G-BA Beschluss

Mortalität: Gesamtüberleben
Morbidität:
HR-QoL: nicht erhoben
Nebenwirkungen: UE, SUE, SUE (CTCAE-Grad 3 und 4), Therapieabbruch wegen UE,
Nicht eingeschlossene Endpunkte: Progressionsfreies Überleben (PFS); objektive Ansprechrate (ORR); UEs, die zum Tode führten; UEs von besonderem Interesse (mit mehr als 5 Prozentpunkten Unterschied und präspezifizierte)

35 Axitinib (Inlyta®) – Nierenzellkarzinom

Zulassung: Behandlung des fortgeschrittenen Nierenzellkarzinoms [renal cell carcinoma, RCC] bei erwachsenen Patienten nach Versagen von vorangegangener Therapie mit Sunitinib oder einem Zytokin.

Studiendesign Zulassungsstudie AXIS

Anzahl ausgewertete Studien	1
RCT	ja
Doppelt verblindet	Nein, offen
Paralleldesign	ja
Primärer Studienendpunkt	PFS
Cross-Over (Switch)	Nein
HR-QoL erhoben	ja
Akzeptanz der HR-QoL Daten	ja
Anteil bewertungsrelevante Studienpopulation	35%
Beschlussfassung am	21.03.2013
Befristet bis	21.03.2017

35 Axitinib			
Subgruppe	ZVT	Zusatznutzen	Anteil Zielpopulation
Nach vorangegangener Therapie mit Sunitinib	Everolimus	Zusatznutzen nicht belegt	99% (nicht ausgewertet)
Nach vorangegangener Therapie mit einem Zytokin	Sorafenib	Hinweis, gering	1%

Endpunkte im G-BA Beschluss
Mortalität: Gesamtüberleben
Morbidität: Symptomatik (FKSI-DRS) Response
HR-QoL: FKSI-15 Response
Nebenwirkungen: UE, SUE (CTCAE-Grad ≥ 3), SUE, Therapieabbruch wegen UE, Alopezie, verminderter Appetit, Ausschlag, Diarrhoe, Dysphonie, Fatigue, Hand-Fuss-Syndrom, Hypertonie, Übelkeit
Nicht eingeschlossene Endpunkte: PFS; ORR; Lebensqualität gemessen mit dem FKSI-DRS; Therapieunterbrechungen wegen UEs; unerwünschte Arzneimittelwirkungen (UAWs)

Nr. 9 Cabazitaxel (Jevtana®) - Prostatakrebs

Zulassung: in Kombination mit Prednison oder Prednisolon zur Behandlung von Patienten mit hormonrefraktärem metastasiertem Prostatakarzinom, die mit einem Docetaxel-basierten Therapieschema vorbehandelt sind.

Studiendesign Zulassungsstudie TROPIC

Anzahl ausgewertete Studien	1
RCT	ja
Doppelt verblindet	nein, offen
Paralleldesign	ja
Primärer Studienendpunkt	OS
Cross-Over (Switch)	nein
HR-QoL erhoben	nein
Anteil bewertungsrelevante Studienpopulation	100%
Beschlussfassung am	29.03.2012
Befristet bis	keine Befristung

9 Cabazitaxel			
Subgruppe	ZVT	Zusatznutzen	Anteil Zielpopulation
Patienten mit hormonrefraktärem metastasiertem Prostatakarzinom, die während oder nach einer Docetaxel-haltigen Chemotherapie progredient sind und für die eine erneute Behandlung mit Docetaxel nicht mehr infrage kommt	Palliative Behandlung mit Dexamethason, Prednison, Prednisolon oder Methylprednisolon sowie „best supportive care" (z. B. adäquate Schmerztherapie)	Hinweis, gering	85%
Patienten mit hormonrefraktärem metastasiertem Prostatakarzinom, die nach einer Docetaxel-haltigen Chemotherapie progredient sind, grundsätzlich aber noch für eine adäquate Docetaxel-haltige Chemotherapie infrage kommen	Docetaxel in Kombination mit Prednison oder Prednisolon (Docetaxel-Retherapie)	Zusatznutzen nicht belegt	15% (Auswertung nicht durchgeführt)

Endpunkte im G-BA Beschluss

Mortalität: Gesamtüberleben
Morbidität: Schmerz (Veränderung des PPI-Scores)
HR-QoL: wurde nicht erhoben
Nebenwirkungen: Neutropenien Grad ≥ 3,U E der CTCAE-Grade 3 bis 5, SUE, Abbruch wegen UE, UE, die zum Tode führten
Nicht eingeschlossene Endpunkte: Progressionsfreie Überlebenszeit; Tumorprogression; Tumor-Ansprechrate; PSA-Progression; PSA-Ansprechrate; Schmerz-Progression; Schmerz-Ansprechen; Durchschnittliche AUC des PPI-Scores und des analgesic scores; Tod (Behandlungs- und Nachbehandlungsphase); Patienten mit zum Tod führenden unerwünschten Ereignissen (inklusive Untergruppen); unerwünschte Ereignisse nach Organsystemen mit mehr als 10 Prozentpunkten Unterschied zwischen den Behandlungsarmen und die unerwünschten Ereignisse, die unter Behandlung in ≥ 5 % der Patienten auftraten.

37 Crizotinib (Xalkori®) – NSCLC (Wirksamkeitstest)

Zulassung: Behandlung des vorbehandelten Anaplastische-Lymphom-Kinase (ALK)-positiven, fortgeschrittenen nichtkleinzelligen Bronchialkarzinoms (non small cell lung cancer, NSCLC).

Studiendesign Zulassungsstudie PROFILE 1007

Anzahl ausgewertete Studien	1
RCT	ja
Doppelt verblindet	nein, offen
Paralleldesign	ja
Primärer Studienendpunkt	PFS
Cross-Over (Switch)	ja
HR-QoL erhoben	ja
Akzeptanz der HR-QoL Daten	ja*
Anteil bewertungsrelevante Studienpopulation	100%
Beschlussfassung am	02.05.2013
Befristet bis	02.05.2015

* HR-QoL als bewertungsentscheidender Endpunkt

37 Crizotinib			
Subgruppe	ZVT	Zusatznutzen	Anteil Zielpopulation
Patienten, bei denen eine Chemotherapie angezeigt ist	Docetaxel oder Pemetrexed zur Behandlung von Patienten, bei denen eine Chemotherapie angezeigt ist (dies können insbesondere Patienten mit ECOG-Performance-Status 0, 1 und gegebenenfalls 2 sein)	Anhaltspunkt, beträchtlich	71%
Patienten, bei denen eine Chemotherapie nicht angezeigt ist	best-supportive-care zur Behandlung von Patienten, bei denen eine Chemotherapie nicht angezeigt ist (dies können insbesondere Patienten mit ECOG-Performance-Status 4, 3 und gegebenenfalls 2 sein)	Zusatznutzen nicht belegt	29% (nicht ausgewertet)

Endpunkte im G-BA Beschluss

Mortalität: Gesamtüberleben

Morbidität: Verbesserung der Symptomatik: EORTC QLQ-LC13, Verbesserung der Symptomatik: EORTC QLQ-C30, Verschlechterung der Symptomatik:EORTC QLQ LC-13 (kombinierter Endpunkt aus Schmerzen (Brust), Husten oder Atemnot), progressionsfreies Überleben HR-QoL EORTC QLQ-C30

Nebenwirkungen: UE, SUE, SUEs – ohne fatale SUE wegen Progress,SUEs – ohne fatale SUE, SUE CTCAE-Grad 3 und 4, Therapieabbruch wegen UE, Sehstörungen, Diarrhoe, Übelkeit, Erbrechen, Verstopfung, Erkrankungen der Haut und des Unterhautzellgewebes

Nicht eingeschlossene Endpunkte: progressionsfreies Überleben (PFS); objektive Ansprechrate (ORR); Zeit bis zur Verschlechterung (TTD); behandlungsbedingte UE; behandlungsbedingte UE nach CTCAEGrad 3 oder höher; behandlungsbedingte SUE;

hepatische Ereignisse, Transaminasenanstieg; Sehstörungen; Diarrhö; Übelkeit; Erbrechen; Verstopfung

72 Dabrabinib (Tafinlar®) – **Melanom (Wirksamkeitstest)**

Zulassung: Monotherapie von erwachsenen Patienten mit BRAF-V600-Mutation-positivem nicht-resezierbarem oder metastasiertem Melanom

Studiendesign Zulassungsstudie BREAK-3 (BRIM-3)

Anzahl ausgewertete Studien	0; IQWiQ wertete eine Studie aus
RCT	ja
Doppelt verblindet	Nein, offen
Paralleldesign	nein
Primärer Studienendpunkt	PFS
Cross-Over (Switch)	ja
HR-QoL erhoben	ja
Akzeptanz der HR-QoL Daten	nein
Anteil bewertungsrelevante Studienpopulation	0%
Beschlussfassung am	03.04.2014
Befristet bis	01.10.2017

72 Dabrafinib			
Subgruppe	ZVT	Zusatznutzen	Anteil Zielpopulation
Monotherapie von erwachsenen Patienten mit BRAF-V600-Mutation-positivem nicht-resezierbarem oder metastasiertem Melanom	Vemurafenib (im Beschluss geändert, davor festgelegt: Dacarbazin)	Zusatznutzen nicht belegt	100% (nicht ausgewertet)

Endpunkte im G-BA Beschluss

Mortalität: nicht ausgewertet
Morbidität: nicht ausgewertet
HR-QoL: nicht ausgewertet
Nebenwirkungen: nicht ausgewertet
Nicht eingeschlossene Endpunkte: EQ-5D; Progressionsfreies Überleben (als validiertes Surrogat für das Gesamtüberleben); progressionsfreies Überleben (als patientenrelevanter Endpunkt); Tumoransprechen; unerwünschte Ereignisse; unerwünschte Ereignisse, die zum Tod führen; unerwünschte Ereignisse, die zu einer Behandlungsunterbrechung oder Dosisveränderung führen; unerwünschte Ereignisse von besonderem Interesse (teilweise nicht berücksichtigt); arzneimittelbedingte unerwünschte Ereignisse (nach Einschätzung des Prüfarztes); schwerwiegende arzneimittelbedingte unerwünschte Ereignisse (nach Einschätzung des Prüfarztes)

Nr. 70 Enzalutamid (Xtandi®) - Prostatakarzinom

Zulassung: Behandlung erwachsener Männer mit metastasiertem kastrationsresistentem Prostatakarzinom, deren Erkrankung während oder nach einer Chemotherapie mit Docetaxel fortschreitet

Studiendesign Zulassungsstudie AFFIRM

Anzahl ausgewertete Studien	1
RCT	ja
Doppelt verblindet	nein, offen
Paralleldesign	ja
Primärer Studienendpunkt	OS
Cross-Over (Switch)	ja
HR-QoL erhoben	ja
Akzeptanz der HR-QoL Daten	nein
Anteil bewertungsrelevante Studienpopulation	100%
Beschlussfassung am	20.02.2014
Befristet bis	keine Befristung

70 Enzalutamid			
Subgruppe	ZVT	Zusatznutzen	Anteil Zielpopulation
Behandlung erwachsener Männer mit metastasiertem kastrationsresistentem Prostatakarzinom, deren Erkrankung während oder nach einer Chemotherapie mit Docetaxel fortschreitet	best-supportive-care (z.B. adäquate Schmerztherapie)	Hinweis, beträchtlich	100%

Endpunkte im G-BA Beschluss

Mortalität: Gesamtüberleben

Morbidität: Zeit bis zur ersten skelettbezogenen Komplikation, Zeit bis zur Schmerzprogression, Änderung der Schmerzintensität

HR-QoL: nicht ausgewertet

Nebenwirkungen: SUE, Therapieabbruch wegen UE, Schwere UE (CTCAE-Grad ≥ 3), Krampfanfälle

Nicht eingeschlossene Endpunkte: Radiografisches progressionsfreies Überleben; Schmerzlinderung; Schmerzprogressionsrate; FACT-P; EQ-5D; Lähmungen und lähmungsbedingte Harninkontinenz; Gesamtrate UE; UE, die zum Tode führten; Krampfanfälle

13 Eribulin (Halaven®) – Brustkrebs

Zulassung: Monotherapie für die Behandlung von Patienten mit lokal fortgeschrittenem oder metastasiertem Brustkrebs, bei denen nach mindestens zwei Chemotherapien zur Behandlung einer fortgeschrittenen Brustkrebserkrankung eine weitere Progression eingetreten ist. Die Vortherapien sollen ein Anthrazyklin und ein Taxan enthalten haben, es sei denn, diese Behandlungen waren ungeeignet für den Patienten.

Studiendesign Zulassungsstudie EMBRACE

Anzahl ausgewertete Studien	1
RCT	ja
Doppelt verblindet	nein, offen
Paralleldesign	ja
Primärer Studienendpunkt	OS
Cross-Over (Switch)	Nein
HR-QoL erhoben	Nein
Anteil bewertungsrelevante Studienpopulation	68%
Beschlussfassung am	20.02.2014
Befristet bis	keine Befristung

13 Eribulin			
Subgruppe	ZVT	Zusatznutzen	Anteil Zielpopulation
Patientinnen, die nicht mehr mit Taxanen oder Anthrazyklinen behandelt werden können	patientenindividuell bestimmte Chemotherapie unter Verwendung der Wirkstoffe als Monotherapie mit Capecitabin, Vinorelbin	Anhaltspunkt, gering	80%
Patientinnen, die für eine erneute Anthrazyklin- oder Taxan-haltige Behandlung infrage kommen	patientenindividuell bestimmte Chemotherapie mit einer erneuten Anthrazyklin oder Taxan-haltigen Therapie	Anhaltspunkt, geringerer	20%

<u>**Endpunkte im G-BA Beschluss**</u>

Mortalität: Gesamtüberleben

Morbidität: keine Mortalitätspunkte ausgewertet

HR-QoL: wurde nicht erhoben

Nebenwirkungen UE, SUE CTCAE-Grad 3, SUE CTCAE-Grad 4, SUE, Abbruch wegen UE

Nicht eingeschlossene Endpunkte: das IQWiG hat keine Endpunkte ausgeschlossen

113 Eribulin (Halaven®) – Brustkrebs

Studiendesign Zulassungsstudien: 301, EMBRACE

Anzahl ausgewertete Studien	2
RCT	ja
Doppelt verblindet	nein, offen
Paralleldesign	ja
Primärer Studienendpunkt	OS, PFS
Cross-Over (Switch)	nein
HR-QoL erhoben	ja
Akzeptanz der HR-QoL Daten	ja
Anteil bewertungsrelevante Studienpopulation	53% (992/1864)
Beschlussfassung am	22.01.2015
Befristet bis	keine Befristung

113 Erilubin			
Subgruppe	ZVT	Zusatznutzen	Anteil Ziel-population
Patientinnen, die nicht mehr mit Taxanen oder Anthrazyklinen behandelt werden können	patientenindividuell bestimmte Chemotherapie unter Verwendung der Wirkstoffe als Monotherapie mit Capecitabin, Vinorelbin	Anhaltspunkt, gering	75%
Patientinnen, die für eine erneute Anthrazyklin- oder Taxan-haltige Behandlung infrage kommen	patientenindividuell bestimmte Chemotherapie mit einer erneuten Anthrazyklin oder Taxan-haltigen Therapie	Anhaltspunkt, geringerer	25%
Patientinnen mit HER2-positivem Brustkrebs, für die eine Anti-HER2-Therapie angezeigt ist	Lapatinib in Kombination mit Capecitabin oder Lapatinib in Kombination mit Trastuzumab	Zusatznutzen nicht belegt	0%

Endpunkte im G-BA Beschluss
Mortalität Gesamtüberleben
Morbidität Schmerz (VAS); EORTC QLQ-C30; EORTC QLQ-BR23
HR-QoL EORTC QLQ-C30; EORTC QLQ-BR23
Nebenwirkungen UE; SUE; SUE (CTCAE-Grade 3 und 4); Abbruch wegen UE

25 Ipilimumab (Yervoy®) – Melanom

Zulassung: Behandlung von fortgeschrittenen (nicht resezierbaren oder metastasierten) Melanomen bei Erwachsenen, die bereits zuvor eine Therapie erhalten haben.

Studiendesign Zulassungsstudie MDX010-20

Anzahl ausgewertete Studien	1
RCT	ja
Doppelt verblindet	ja
Paralleldesign	ja
Primärer Studienendpunkt	OS
Cross-Over (Switch)	nein
HR-QoL erhoben	ja
Akzeptanz der HR-QoL Daten	ja
Anteil bewertungsrelevante Studienpopulation	100%
Beschlussfassung am	02.08.2012
Befristet bis	02.08.2017

25 Ipilimumab			
Subgruppe	ZVT	Zusatznutzen	Anteil Zielpopulation
Behandlung von fortgeschrittenen (nicht resezierbaren oder metastasierten) Melanomen bei Erwachsenen, die bereits zuvor eine Therapie erhalten haben	best-supportive-care (BSC). BSC ist die Therapie, die eine bestmögliche, patientenindividuell optimierte unterstützende Behandlung zur Linderung von Symptomen und Verbesserung der Lebensqualität gewährleistet.	Hinweis, beträchtlich	100%

Endpunkte im G-BA Beschluss
Mortalität: Gesamtüberleben
Morbidität: nicht ausgewertet
HR-QoL: EORTC QLQ-C30
Nebenwirkungen: UE, CTCAE-Grad ≥ 3, SUE, Abbruch wegen UE, immunvermittelte UE, Immunvermittelte CTCAE-Grad ≥ 3, Immunvermittelte SUE, Abbruch wegen immunvermittelten UE
Nicht eingeschlossene Endpunkte: Gesamtrate der therapieassoziierten (S)UEs; progressionsfreie Überleben (Progression Free Survival); Rate des besten Gesamtansprechens (best Overall Response Rate); Krankheitskontrollrate (Disease Control Rate); Dauer bis zum Ansprechen (Time to Response); Dauer des Ansprechens (Duration of Response)

81 Ipilimumab – (Yervoy®) Melanom – neue Indikation

Zulassung: Behandlung von fortgeschrittenen (nicht resezierbaren oder metastasierten) Melanomen bei Erwachsenen

Studiendesign Zulassungsstudie:

Anzahl ausgewertete Studien	0
RCT	n.a.
Doppelt verblindet	n.a.
Paralleldesign	n.a.
Primärer Studienendpunkt	n.a.
Cross-Over (Switch)	n.a.
HR-QoL erhoben	n.a.
Beschlussfassung am	05.06.2014
Befristet bis	01.12.2017

81 Ipilimumab			
Subgruppe	ZVT	Zusatznutzen	Anteil Zielpopulation
Patienten mit BRAF-V600-Mutation-negativem Melanom	Dacarbazin	Zusatznutzen nicht belegt	54% (nicht ausgewertet)
Patienten mit BRAF-V600-Mutation-positivem Melanom	Vemurafenib (im Beschluss geändert, davor: Dacarbazin für das gesamte Anwendungsgebiet)	Zusatznutzen nicht belegt	46% (nicht ausgewertet)

Endpunkte im G-BA Beschluss
Mortalität: nicht ausgewertet
Morbidität: nicht ausgewertet
HR-QoL: nicht ausgewertet
Nebenwirkungen: nicht ausgewertet

Studienauswahl für den unadjustierten indirekten Vergleich:

Ipilimumab in-label
1 RCT, doppelblind, multizentrisch parallel, Phase II (CA184004)
2 RCT, doppelblind, multizentrisch parallel, Phase II (CA184022)
3 RCT, offen, multizentrisch, Phase II (MDX010-08)
4 RCT, doppelblind, multizentrisch, parallel, Phase III, placebokontrolliert (MDX010-20)
5 Retrospektive, multizentrische, nichtinterventionelle Beobachtungsstudie (CA184332)
6 Retrospektive, multizentrische, nichtinterventionelle Beobachtungsstudie (CA184338)
Dacarbazin open-label
7 RCT, doppelblind (Dacarbazin open-label), multizentrisch, parallel, Phase III (CA184024)

53 Pertuzumab (Perjeta®) – Brustkrebs (Wirksamkeitstest)

Zulassung: in Kombination mit Trastuzumab und Docetaxel bei erwachsenen Patienten mit HER2-positivem metastasiertem oder lokal rezidivierendem, inoperablem Brustkrebs, die zuvor noch keine anti-HER2-Therapie oder Chemotherapie zur Behandlung ihrer metastasierten Erkrankung erhalten haben.

Studiendesign Zulassungsstudie CLEOPATRA (Wirksamkeitstest)

Anzahl ausgewertete Studien	1
RCT	ja
Doppelt verblindet	ja
Paralleldesign	ja
Primärer Studienendpunkt	PFS
Cross-Over (Switch)	ja
HR-QoL erhoben	ja
Akzeptanz der HR-QoL Daten	nein
Anteil ausgewertete Studienpopulation	100%
Beschlussfassung am	01.10.2013
Befristet bis	01.10.2018

53 Pertuzumab			
Subgruppe	ZVT	Zusatznutzen	Anteil Zielpopulation
HER2-positiver metastasierter Brustkrebs – Patienten mit viszeraler Metastasierung	Trastuzumab in Kombination mit einem Taxan (Paclitaxel, Docetaxel)	Anhaltspunkt, beträchtlich	78%
HER2-positiver metastasierter Brustkrebs – Patienten mit nicht-viszeraler Metastasierung	Trastuzumab in Kombination mit einem Taxan (Paclitaxel, Docetaxel)	Zusatznutzen nicht belegt	20%
Patienten mit HER2-positivem lokal rezidivierendem, inoperablem Brustkrebs	Strahlentherapie	Zusatznutzen gilt als nicht belegt	2% (nicht ausgewertet)

Endpunkte im G-BA Beschluss

Mortalität: Gesamtüberleben

Morbidität: Progressionsfreies Überleben

HR-QoL: nicht ausgewertet

Nebenwirkungen: UE, Therapieabbruch wegen UE, SUE, SUE gesamt (CTCAE-Grad ≥ 3), Häufigste SUE mit CTCAE-Grad ≥ 3 (> 3 %) (Leukopenie, Neutropenie, Febrile Neutropenie, Anämie, Diarrhoe, Fatigue, lHR-QoLinksventrikuläre Dysfunktion

Nicht eingeschlossene Endpunkte: progressionsfreies Überleben; Gesamtansprechrate (ORR); Zeit bis Symptomprogression mittels 3 Subskalen des FACT-B (TOIPFB); Zeit bis zur Verschlechterung des BCS (Breast Cancer Subscale) Score des FACT-B; Gesamtrate unerwünschter Ereignisse; schwere UEs (CTCAE-Grad 3); schwere UEs (CTCAEGrad 4); schwere UEs, die zum Tod führen CTCAE-Grad 5)

40 Pixantron – Non-Hodgkin Lymphome

Zulassung: Monotherapie bei erwachsenen Patienten mit mehrfach rezidivierten oder therapierefraktären aggressiven B-Zell-NHL. Der Nutzen der Pixantron-Behandlung ist nicht erwiesen bei Anwendung als Fünft- und Mehrlinientherapie bei Patienten, die refraktär gegen die vorausgegangene Therapie waren.

Studiendesign: PIX301 (wurde nicht ausgewertet)

Anzahl ausgewertete Studien	0
RCT	n.a.
Doppelt verblindet	n.a.
Paralleldesign	n.a.
Primärer Studienendpunkt	CR/inconfirmed CR
Cross-Over (Switch)	n.a.
HR-QoL erhoben	n.a.
Beschlussfassung am	16.05.2013
Befristet bis	keine Befristung

40 Pixantron			
Subgruppe	ZVT	Zusatznutzen	Anteil Zielpopulation
Monotherapie bei erwachsenen Patienten mit mehrfach rezidivierten oder therapierefraktären aggressiven B-Zell-NHL. Der Nutzen der Pixantron-Behandlung ist nicht erwiesen bei Anwendung als Fünft- und Mehrlinientherapie bei Patienten, die refraktär gegen die vorausgegangene Therapie waren.	Patientenindividuelle Therapie nach Massgabe des behandelnden Arztes, insbesondere eine Bleomycin-, Cyclophosphamid-, Etoposid-, Ifosfamid-, Methotrexat-, Mitoxantron-, Rituximab-, Trofosfamid-, Vinblastin-, Vincristin-, oder Vindesin-haltige Therapie, sofern unter Berücksichtigung der Vortherapie die Wirkstoffe erneut für eine Behandlung in Frage kommen sowie unter Berücksichtigung des jeweiligen deutschen Zulassungsstatus und der zugelassenen Dosierungen	Zusatznutzen nicht belegt	100% (nicht ausgewertet)

Endpunkte im G-BA Beschluss

Es wurde keine Studie ausgewertet

85 Radium-223-dichlorid (Xofigo®) - Prostatakarzinom

Zulassung: Behandlung von Erwachsenen mit kastrationsresistentem Prostatakarzinom, symptomatischen Knochenmetastasen ohne bekannte viszerale Metastasen.

Studiendesign Zulassungsstudie ALSYMPCA

Anzahl ausgewertete Studien	1
RCT	ja
Doppelt verblindet	ja
Paralleldesign	ja
Primärer Studienendpunkt	OS
Cross-Over (Switch)	nein
HR-QoL erhoben	ja
Akzeptanz der HR-QoL Daten	ja
Anteil bewertungsrelevante Studienpopulation	100%
Beschlussfassung am	19.06.2014
Befristet bis	keine Befristung

85 Radium-223-dichlorid			
Subgruppe	ZVT	Zusatznutzen	Anteil Zielpopulation
Patienten, für die eine Behandlung mit Docetaxel infrage kommt	Docetaxel in Kombination mit Prednison oder Prednisolon	Zusatznutzen nicht belegt	22% (Auswertung nicht durchgeführt)
Patienten, für die eine Behandlung mit Docetaxel nicht infrage kommt	best-supportive-care (insbesondere adäquate Schmerztherapie, Behandlung mit Bisphosphonaten und/oder Radionukliden)	Hinweis, beträchtlich	78%

Endpunkte im G-BA Beschluss

Mortalität: Gesamtüberleben
Morbidität: Zeit bis zum ersten symptomatischen skelettalen Ereignis
HR-QoLHR-QoL: FACT-P: Anteil Patienten mit Verbesserung
Nebenwirkungen: UE, SUE, SUE (CTCAE-Grade 3 oder 4), Therapieabbruch wegen UE,
Unerwünschte Ereignisse von besonderem Interesse: Diarrhö
Nicht eingeschlossene Endpunkte: Zeit bis zum Start einer ersten nachfolgenden Tumortherapie, Zeit bis zur ersten Verschlechterung des ECOG-PS, Zeit bis zur ersten Änderung des ECOG-PS, Zeit bis zum ersten Einsatz einer externen Strahlentherapie zur Linderung skelettbezogener Symptome, Zeit bis zum Beginn einer Opiattherapie, Schmerz gemessen mit dem FACT-P Schmerzscore, EQ-5D Index und VAS, Gesamtrate UE, FACT-P (Originalauswertung), UE von speziellem Interesse bzw. signifikante UE (nur Diarrhö eingeschlossen).

74 Regorafenib (Stivarga®) – CRC

Zulassung: Behandlung von erwachsenen Patienten mit metastasiertem Kolorektalkarzinom (KRK), die zuvor mit verfügbaren Therapien behandelt wurden oder die für diese nicht geeignet sind. Diese Therapien umfassen Fluoropyrimidin-basierte Chemotherapie, eine Anti-VEGF-Therapie und eine Anti-EGFR-Therapie.

Studiendesign Zulassungsstudie CORRECT

Anzahl ausgewertete Studien	1
RCT	ja
Doppelt verblindet	ja
Paralleldesign	ja
Primärer Studienendpunkt	OS
Cross-Over (Switch)	nein
HR-QoL erhoben	ja
Akzeptanz der HR-QoLHR-QoL Daten	nein
Anteil bewertungsrelevante Studienpopulation	100%
Beschlussfassung am	20.03.2014
Befristet bis	01.10.2015

74 Regorafenib			
Subgruppe	ZVT	Zusatznutzen	Anteil Zielpopulation
Behandlung von erwachsenen Patienten mit metastasiertem Kolorektalkarzinom (KRK), die zuvor mit verfügbaren Therapien behandelt wurden oder die für diese nicht geeignet sind. Diese Therapien umfassen Fluoropyrimidin-basierte Chemotherapie, eine Anti-VEGF-Therapie und eine Anti-EGFR-Therapie	best-supportive-care	Anhaltspunkt, gering	100%

Endpunkte im G-BA Beschluss

Mortalität: Gesamtüberleben

Morbidität: Progressionsfreies Überleben

HR-QoLHR-QoL: nicht ausgewertet

Nebenwirkungen: UE, schwere UE CTCAE-Grad ≥ 3, schwere UE CTCAE-Grad 3, schwere UE CTCAE-Grad 4, Schwere UE CTCAE-Grad 5, Therapieabbrüche aufgrund von UE

Nicht eingeschlossene Endpunkte: progressionsfreies Überleben; objektive Ansprechrate (+ assoziierte Endpunkte der Tumorkontrolle); EORTC QLQ-C30; EQ-5D; Gesamtrate UE; nicht schwere UE (CTCAE-Grade 1 und 2); Therapieabbruch aufgrund von UE; UE, die zu Dosismodifikationen führten

29 Tegafur/Gimeracil/Oteracil – Magenkrebs
Zulassung: Behandlung von fortgeschrittenem Magenkrebs bei Erwachsenen indiziert bei Gabe in Kombination mit Cisplatin

Studiendesign

Anzahl ausgewertete Studien	kein Dossier eingereicht
RCT	n.a.
Doppelt verblindet	n.a.
Paralleldesign	n.a.
Primärer Studienendpunkt	OS (Studie im EPAR nur mit „main study" betitelt)
Cross-Over (Switch)	n.a.
HR-QoLHR-QoL erhoben	n.a.
Beschlussfassung am	20.12.2012
Befristet bis	unbefristet

29 Tegafur/Gimeracil/Oteracil			
Subgruppe	ZVT	Zusatznutzen	Anteil Zielpopulation
Behandlung von fortgeschrittenem Magenkrebs bei Erwachsenen indiziert bei Gabe in Kombination mit Cisplatin	Zweifachkombination von Cisplatin mit 5-luorouracil oder Capecitabin	Zusatznutzen nicht belegt	100% (nicht ausgewertet)

Endpunkte im G-BA Beschluss
kein Dossier

84 Trastuzumab-Emtansin (Kadcycla®) – Brustkrebs (Wirksamkeitsnachweis)
Zulassung: Behandlung von erwachsenen Patienten mit HER2-positivem, inoperablem lokal fortgeschrittenem oder metastasiertem Brustkrebs, die zuvor, einzeln oder in Kombination, Trastuzumab und ein Taxan erhalten haben. Die Patienten sollten entweder eine vorherige Behandlung gegen die lokal fortgeschrittene oder metastasierte Erkrankung erhalten haben oder ein Rezidiv während oder innerhalb von sechs Monaten nach Beendigung der adjuvanten Behandlung entwickelt haben.

Studiendesign Zulassungsstudie EMILIA

Anzahl ausgewertete Studien	1
RCT	ja
Doppelt verblindet	nein, offen
Paralleldesign	ja
Primärer Studienendpunkt	PFS, OS
Cross-Over (Switch)	ja
HR-QoLHR-QoL erhoben	ja
Akzeptanz der HR-QoLHR-QoL Daten	ja
Anteil bewertungsrelevante Studienpopulation	61%
Beschlussfassung am	19.06.2014
Befristet bis	keine Befristung

84 Trastuzumab Emtansin			
Subgruppe	ZVT	Zusatznutzen	Anteil Zielpopulation
Patientinnen mit HER2-postivem, inoperablem lokal fortgeschrittenem Brustkrebs	Strahlentherapie (für Patientinnen, die für eine Strahlentherapie in Frage kommen) oder eine patientenindividuelle, optimierte Therapie nach Massgabe des Arztes, grundsätzlich unter Beachtung des jeweiligen Zulassungsstatus der eingesetzten Wirkstoffe (für Patientinnen, die nicht für eine Strahlentherapie in Frage kommen)	Zusatznutzen nicht belegt	2% (nicht ausgewertet)
Patientinnen mit HER2-positivem, metastasiertem Brustkrebs, nach vorangegangener Therapie, Anthrazykline, Taxane und Trastuzumab enthaltend	Lapatinib in Kombination mit Capecitabin	Hinweis, beträchtlich	70%
Patientinnen mit HER2-positivem, metastasiertem Brustkrebs, nach vorangegangener Therapie mit Taxanen und Trastuzumab, jedoch ohne Anthrazykline	Eine patientenindividuelle, optimierte Therapie nach Massgabe des Arztes, grundsätzlich unter Beachtung des jeweiligen Zulassungsstatus der eingesetzten Wirkstoffe	Zusatznutzen nicht belegt	28% (nicht ausgewertet)

Endpunkte im G-BA Beschluss
Mortalität: Gesamtüberleben
Morbidität: PFS
HR-QoLHR-QoL: physisch/funktionale Komponente des FACT-B: Zeit bis zur Verschlechterung
Nebenwirkungen: UEs; schwere UEs (CTCAE-Grad ≥ 3); SUEs; Therapieabbrüche aufgrund von UEs; Nebenwirkungen von besonderem Interesse: Blutungen (CTCAE-Grad 1-3), Diarrhoe (CTCAE-Grad ≥ 3), Hand-Fuss-Syndrom (CTCAE-Grad 3); Schwere UEs (CTCAE-Grad ≥ 3) die bei > 3% der Patienten auftraten: Erkrankungen des Blutes und des Lymphsystems (z.B. Anämie, Neutropenie, Thrombozytopenie), Erkrankungen des Gastrointestinaltrakts (z.B. Diarrhoe, Übelkeit, Erbrechen), Allgemeine Erkrankungen und Beschwerden am Verabreichungsort (z.B. Asthenie, Ermüdung, Schleimhautentzündung), Infektionen und parasitäre Erkrankungen, Untersuchungen (z.B. Alaninaminotransferase erhöht, Aspartataminotransferase erhöht), Stoffwechsel- und Ernährungsstörungen (z.B. Dehydratation, Hypokaliämie), Erkrankungen des Nervensystems (z.B. periphere Neuropathie), Erkrankungen der Atemwege, des Brustraums und des Mediastinums, Erkrankungen der Haut und des Unterhautzellgewebes (z.B. Hand-Fuss-Syndrom)
Nicht eingeschlossene Endpunkte: progressionsfreies Überleben (PFS), objektive Ansprechrate (ORR), Patientenberichtete Diarrhoen, Klinisch relevante Verbesserung der Symptome mittels TOI-PFB, Gesamtrate UE, Schwere UE (CTCAE-Grade 3, 4 und 5), Ausgewählte UE (teilweise).

27 Vandetanib (Caprelsa®) – Schilddrüsenkarzinom (Wirksamkeitstest)

Zulassung: Behandlung von aggressivem und symptomatischem medullärem Schilddrüsenkarzinom (MTC) bei Patienten mit nicht resektabler, lokal fortgeschrittener oder metastasierter Erkrankung.

Studiendesign Zulassungsstudie D4200C00058 nicht ausgewertet

Anzahl ausgewertete Studien	0
RCT	ja
Doppelt verblindet	n.a.
Paralleldesign	n.a.
Primärer Studienendpunkt	n.a.
Cross-Over (Switch)	nein
HR-QoLHR-QoL erhoben	ja, nicht ausgewertet
Beschlussfassung am	06.09.2012
Befristet bis	keine Befristung

27 Vandetanib			
Subgruppe	ZVT	Zusatznutzen	Anteil Zielpopulation
Behandlung von agressivem und symptomatischem medullärem Schilddrüsenkarzinom (MTC) bei Patienten mit nicht resektabler, lokal fortgeschrittener oder metastasierter Erkrankung.	best-supportive-care. Als BSC wird die Therapie verstanden, die eine bestmögliche, patientenindividuell optimierte, unterstützende Behandlung zur Linderung von Symptomen und Verbesserung der Lebensqualität gewährleistet (z. B. Bisphosphonate bei schmerzhaften Knochenmetastasen, externe Strahlentherapie).	Zusatznutzen nicht belegt	100% (nicht ausgewertet)

Endpunkte im G-BA Beschluss
Mortalität: nicht ausgewertet
Morbidität: nicht ausgewertet
HR-QoLHR-QoL: nicht ausgewertet
Nebenwirkungen: nicht ausgewertet

50 Vandetanib (Caprelsa®) – Schilddrüsenkarzinom (Wirksamkeitstest)

Zulassung: Behandlung von aggressivem und symptomatischem medullärem Schilddrüsenkarzinom (MTC) bei Patienten mit nicht resektabler, lokal fortgeschrittener oder metastasierter Erkrankung. Bei Patienten, deren „Rearranged during Transfection"-(RET)-Mutationsstatus nicht bekannt oder negativ ist, sollte vor der Entscheidung über eine individuelle Behandlung ein möglicherweise geringerer Nutzen berücksichtigt werden.

Studiendesign Zulassungsstudie D4200C00058

Anzahl ausgewertete Studien	1
RCT	ja
Doppelt verblindet	ja
Paralleldesign	placebokontrolliert
Primärer Studienendpunkt	PFS
Cross-Over (Switch)	ja
HR-QoLHR-QoL erhoben	ja
Akzeptanz der HR-QoLHR-QoL Daten	nein
Anteil bewertungsrelevante Studienpopulation	56%
Beschlussfassung am	05.09.2013
Befristet bis	05.09.2016

50 Vandetanib			
Subgruppe	ZVT	Zusatznutzen	Anteil Zielpopulation
Behandlung von aggressivem und symtomatischem medullärem Schilddrüsenkarzinom (MTC) bei Patienten mit nicht resektabler, lokal fortgeschrittener oder metastasierter Erkrankung	best-supportive-care. Als best-supportive-care wird die Therapie verstanden, die eine bestmögliche, patientenindividuell optimierte, unterstützende Behandlung zur Linderung von Symptomen und Verbesserung der Lebensqualität gewährleistet (z. B. Bisphosphonate bei schmerzhaften Knochenmetastasen, externe Strahlentherapie)	Anhaltspunkt, gering	100%

<u>Endpunkte im G-BA Beschluss</u>
Mortalität: Gesamtüberleben
Morbidität: Zeit bis zur Schmerzprogression (TWP), Progressionsfreies Überleben (PFS)
HR-QoLHR-QoL: nicht ausgewertet
Nebenwirkungen: UE, SUE, SUE (CTCAE-Grad ≥ 3), Therapieabbrüche aufgrund UE, Hautausschläge, QTc-Verlängerung (alle Schweregrade), Diarrhoen (SUE), QTc-Verlängerung (CTCAE-Grad ≥ 3)
Nicht eingeschlossene Endpunkte: Progressionsfreies Überleben (PFS); objektive Ansprechrate (ORR); Krankheitskontrollrate (DCR); Dauer des objektiven Ansprechens (DOR); Gewichtszunahme; WHO-PS; Einfluss der Behandlung auf Diarrhoen (Stuhlfrequenz); Zeit bis zur Schmerzprogression in Abhängigkeit vom Opioid-Gebrauch zu Studienbeginn; Reduktion des Opioidgebrauchs gegenüber dem Ausgangswert zu Studienbeginn; Biochemisches Ansprechen (CTN, CEA); Andere signifikante UEs (die vom Prüfarzt als signifikant eingeschätzt wurden); SUEs, die zum Tode führten; UEs mit einem möglichen Kausalzusammenhang zur Studienbehandlung

26 **Vemurafenib (Zelboraf®) – Melanom (Wirksamkeitstest)**
Zulassung: monotherapeutische Behandlung von erwachsenen Patienten mit BRAF-V600 Mutation-positivem nicht resezierbarem oder metastasiertem Melanom.

Studiendesign Zulassungsstudie BRIM-3

Anzahl ausgewertete Studien	1
RCT	ja
Doppelt verblindet	nein, offen
Paralleldesign	ja
Primärer Studienendpunkt	PFS, OS
Cross-Over (Switch)	ja
HR-QoLHR-QoL erhoben	ja
Akzeptanz der HR-QoLHR-QoL Daten	nein
Anteil bewertungsrelevante Studienpopulation	100%
Beschlussfassung am	06.03.2014
Befristet bis	keine Befristung

26 Vemurafenib			
Subgruppe	ZVT	Zusatznutzen	Anteil Zielpopulation
Monotherapie zur Behandlung von erwachsenen Patienten mit BRAF-V600 Mutation-positivem nicht resezierbarem oder metastasiertem Melanom	Dacarbazin	Hinweis, beträchtlich	100%

<u>Endpunkte im G-BA Beschluss</u>
Mortalität: Gesamtüberleben
Morbidität: Schmerz (VAS)
HR-QoLHR-QoL: FACT-M Gesamtscore
Nebenwirkungen: UE, CTCAE-Grad $\geq$ 3, SUE, Abbruch wegen UE, Erkrankungen des Gastrointestinaltraktes (Übelkeit, Diarrhö, Erbrechen, Obstipation), Erkrankungen der Haut und des Unterhautzellgewebes (Ausschlag, Alopezie, Lichtempfindlichkeitsreaktionen, Pruritus, Hyperkeratose), Skelettmuskulatur-, Bindegewebs- und Knochenerkrankungen (Arthralgie), Erkrankungen des Nervensystems (Kopfschmerzen), gutartige, bösartige und unspezifische Neubildungen (einschl. Zysten und Polypen; Hautpapillome, kutanes Plattenepithelkarzinom, Keratoakanthom, seborrhoische Keratose), Stoffwechsel- und Ernährungsstörungen, Erkrankungen des Blutes und des Lymphsystems (Neutropenie, Anämie, Thrombozytopenie)
Nicht eingeschlossene Endpunkte: Progressionsfreies Überleben; Gesamtraten der arzneimittelbedingten UEs und arzneimittelbedingten SUEs; UEs, die zum Tod führten; UEs, die zur Behandlungsunterbrechung führten; UEs, die zur Dosisveränderung führten; Verlängerung der kardialen Repolarisation; Arrhythmien

71 Vemurafenib (Zelboraf®) – Melanom-neuer Beschluss (Wirksamkeitstest)
Zulassung: Monotherapie zur Behandlung von erwachsenen Patienten mit BRAF-V600 Mutation-positivem nicht resezierbarem oder metastasiertem Melanom

Studiendesign Zulassungsstudie BRIM-3

Anzahl ausgewertete Studien	1
RCT	ja
Doppelt verblindet	nein, offen
Paralleldesign	ja
Primärer Studienendpunkt	PFS, OS
Cross-Over (Switch)	ja
HR-QoLHR-QoL erhoben	ja
Akzeptanz der HR-QoLHR-QoL Daten	nein
Anteil bewertungsrelevante Studienpopulation	100%
Beschlussfassung am	06.03.2014
Befristet bis	keine Befristung

71 Vemurafenib			
Subgruppe	ZVT	Zusatznutzen	Anteil Zielpopulation
Monotherapie zur Behandlung von erwachsenen Patienten mit BRAF-V600 Mutation-positivem nicht resezierbarem oder metastasiertem Melanom	Dacarbazin	Hinweis, beträchtlich	100%

Endpunkte im G-BA Beschluss
Mortalität: Gesamtüberleben
Morbidität: Schmerz (VAS)
HR-QoL: nicht ausgewertet
Nebenwirkungen: UEs, CTCAE-Grad ≥ 3, SUEs, Therapieabbrüche aufgrund von UE, Erkrankungen des Gastrointestinaltraktes, Erkrankungen der Haut und des Unterhautzellgewebes (Ausschlag, Alopezie, Photosensibilität, Pruritus, Hyperkeratose), Skelettmuskulatur-, Bindegewebs- und Knochenerkrankungen (Arthralgie, Schmerzen in den Extremitäten), Erkrankungen des Nervensystems (Kopfschmerzen), gutartige, bösartige und unspezifische Neubildungen (einschl. Zysten und Polypen; Hautpapillome, kutanes Plattenepithel-karzinom, Keratoakan-thom, Seborrhoische Keratose), Stoffwechsel- und Ernährungsstörungen, Erkrankungen des Blutes und des Lymphsystems, **neu**: Allgemeine Erkrankungen und Beschwerden am Anwendungsort (Pyrexie, Periphere Ödeme), Leberfunktionsstörungen, QT-Verlängerung

67 Vismodegib (Erivedge®) – Basalzellkarzinom

Zulassung: Erwachsene Patienten mit symptomatischem metastasiertem Basalzellkarzinom oder lokal fortgeschrittenem Basalzellkarzinom, bei denen eine Operation oder Strahlentherapie nicht geeignet ist.

Studiendesign Zulassungsstudie ERIVANCE (SHH4476g)

Anzahl ausgewertete Studien	1
RCT	nein
Doppelt verblindet	nein, offen
Paralleldesign	einarmige Studie
Primärer Studienendpunkt	ORR
Cross-Over (Switch)	nein
HR-QoL erhoben	ja
Akzeptanz der HR-QoL Daten	ja
Anteil bewertungsrelevante Studienpopulation	68%
Beschlussfassung am	06.02.2014
Befristet bis	15.02.2016

67 Vismodegib			
Subgruppe	ZVT	Zusatznutzen	Anteil Zielpopulation
Patienten mit symptomatischem metastasiertem Basalzellkarzinom	best-supportive-care	Zusatznutzen nicht belegt	5% (nicht ausgewertet)
Patienten mit lokal fortgeschrittenem Basalzellkarzinom, für die weder eine Operation noch eine Strahlentherapie geeignet ist	best-supportive-care	Anhaltspunkt, gering	95%

Endpunkte im G-BA Beschluss

Mortalität: Gesamtüberleben

Morbidität: Objektive Ansprechrate, Komplette Remission

HR-QoL: SF-36

Nebenwirkungen: UE, SUE, UE mit einem CTCAE-Grad ≥ 3 (3 - 5), UE mit einem CTCAEGrad 3, UE mit einem CTCAE-Grad 4, UE mit einem CTCAE-Grad 5, Therapieabbrüche aufgrund UE, Schwangerschaftsbezogene UE, Haarausfall, Geschmacksstörungen, Muskelspasmen, Übelkeit, Diarrhoe, Obstipation, Erbrechen, Appetitlosigkeit, Gewichtsverlust, Fatigue, Husten, Neoplasien / Plattenepithelkarzinome

Vollständige Bezeichnung der pharmazeutischen Unternehmer aus Tabelle 3: Janssen-Cilag = Janssen-Cilag GmbH; Boehringer Ingelheim = Boehringer Ingelheim Pharma GmbH & Co. KG; Sanofi-Aventis = Sanofi-Aventis Deutschland GmbH; Pfizer = Pfizer Pharma GmbH; GSK= GlaxoSmithKline GmbH & Co. KG; Astellas Pharma = Astellas Pharma GmbH; Eisai = Eisai GmbH; BMS = Bristol-Myers Squibb GmbH & Co. KGaA; Roche = Roche Pharma AG; CTI Life Sciences = CTI Life Sciences Ltd.; Bayer Vital = Bayer Vital GmbH; Nordic Pharma = Nordic Pharma GmbH; AstraZeneca = AstraZeneca GmbH

Befristete Verfahren in der Onkologie bis Januar 2015

- Nr. 13 Eribulin
- Nr. 25 Ipilimumab
- Nr. 26 Vemurafenib
- Nr. 35 Axitinib
- Nr. 37 Crizotinib
- Nr. 50 Vandetanib
- Nr. 53 Pertuzumab
- Nr. 67 Vismodegib
- Nr. 72 Dabrafenib
- Nr. 74 Regorafenib
- Nr. 77 Afatinib
- Nr. 81 Ipilimumab

SCHRIFTENREIHE MASTERSTUDIENGANG CONSUMER HEALTH CARE

herausgegeben von Prof. Dr. Marion Schaefer

ISSN 1869-6627

1 *Lena Harmann*
Patienteninformation und Shared Decision Making im Lichte des Publikumswerbeverbotes für verschreibungspflichtige Arzneimittel
ISBN 978-3-8382-0056-9

2 *Janna K. Schweim*
Untersuchungen zum Arzneimittelversandhandel aus Verbrauchersicht
ISBN 978-3-8382-0071-2

3 *Ansgar Muhle*
Deutsche Gesundheitsportale im Netz
Kritische Einschätzung anhand der gängigen Qualitätssiegel
ISBN 978-3-8382-0086-6

4 *Elizabeth Storz*
Psychopharmakamarkt in Deutschland
Eine Untersuchung zu den Strukturveränderungen durch das Arzneiversorgungs-Wirtschaftlichkeitsgesetz (AVWG)
ISBN 978-3-8382-0109-2

5 *Ursula Sellerberg*
Heilpflanzen-Datenbanken im Internet
Eine kritische Untersuchung anhand verbraucherrelevanter Kriterien
ISBN 978-3-8382-0092-7

6 *Rüdiger Kolbeck*
Arzneimittelfälschungen auf globaler und nationaler Ebene
Eine Studie über das Problembewusstsein bei Patienten und Experten
ISBN 978-3-8382-0155-9

7 *Silke Lauterbach*
Das diabetische Fußsyndrom
Ein Ratgeber zur Identifizierung von Risikopatienten in der Apotheke
ISBN 978-3-8382-0182-5

8 *Judith Rommerskirchen*
Die Arzneimittelrabattverträge der gesetzlichen Krankenversicherungen
Eine Studie über Probleme bei ihrer Umsetzung an der Schnittstelle von Arzt und Apotheker
ISBN 978-3-8382-0253-2

9 *Verena Purrucker*
Möglichkeiten und Grenzen von Franchisesystemen in der zahnärztlichen Versorgung in Deutschland
ISBN 978-3-8382-0186-3

10 *Stefan Prüller*
Risiken und Nebenwirkungen auf der Spur
Konsumentenberichte über unerwünschte Arzneimittelwirkungen als Chance für Krankenkassen
ISBN 978-3-8382-0318-8

11 *Denny Lorenz*
Development of a Standard Report for Signal Verification on Public Adverse Event Databases
ISBN 978-3-8382-0432-1

12 *Kerstin Bendig*
Risikomanagement in der Arzneimittelsicherheit
Ansätze zur Effektivitätsbewertung von Risikominimierungsmaßnahmen in den USA und Europa im Vergleich
ISBN 978-3-8382-0438-3

13 *Dirk Klintworth*
Reporting Guidelines und ihre Bedeutung für die Präventions- und Gesundheitsförderungsforschung
ISBN 978-3-8382-0448-2

14 *Judith Weigel*
Schwangerschaft bei Frauen mit und ohne Autoimmunerkrankungen
Ein Vergleich hinsichtlich der mütterlichen Charakteristika und des Ausgangs der Schwangerschaft
ISBN 978-3-8382-0468-0

15 *Christopher Funk*
Mobile Softwareanwendungen (Apps) im Gesundheitsbereich
Entwicklung, Marktbetrachtung und Endverbrauchermeinung
ISBN 978-3-8382-0493-2

16 *Carmen Flecks*
Auf der Suche nach Psychotherapie
Bedarfsplanung für die Psychotherapie unter besonderer Berücksichtigung des Versorgungsstrukturgesetzes 2012 (GKV-VStG)
ISBN 978-3-8382-0498-7

17 *Beate Kern*
Arzneimittel für seltene Erkrankungen:
Evidenzlevel der Wirksamkeitsstudien, Frühe Nutzenbewertung und Preisentwicklung in Deutschland
ISBN 978-3-8382-0762-9

18 *Heike Dally*
Anforderungen an das Design klinischer Studien in der Onkologie nach Einführung der frühen Nutzenbewertung
ISBN 978-3-8382-0933-3

***ibidem*-Verlag**

Melchiorstr. 15

D-70439 Stuttgart

info@ibidem-verlag.de

www.ibidem-verlag.de
www.ibidem.eu
www.edition-noema.de
www.autorenbetreuung.de